Cesárea

Seix Barral Biblioteca Formentor

Hanna Nordenhök
Cesárea

Traducción del sueco por
Ángela García

Título original: *Caesaria*

Seix Barral, un sello editorial de Editorial Planeta, S. A.
Avda. Diagonal, 662-664, 08034 Barcelona (España)
www.seix-barral.es
www.planetadelibros.com

Primera edición: enero de 2026
ISBN: 978-84-322-4923-5
Depósito legal: B. 22.703-2025
Composición: Realización Planeta
Impresión y encuadernación: CPI Black Print
Impreso en España

You remind me of something
I just can't think of what it is.

R. Kelly

Fue aquella madrugada con Bédan en el bosque cuando entendí que nunca podría irme de Liltuna y de la biblioteca con el reloj de pared. Que ese reloj siempre me miraría con su ojo torcido. Que nunca sabría más del mundo de lo que había aprendido allí.

Ahora, nevada.

Duermo con el cuerpo pegado a la chimenea, he puesto todos los objetos donde pueda verlos. El frío hace que la madera del suelo cruja. Al amanecer, los animales se acercan a la casa buscando comida y calor. Primero se detienen en el lindero del bosque, caminan un rato en círculos antes de aventurarse. Por las mañanas luce un sol brumoso.

Nevada.

También el lago parecía un ojo cuando Bédan y yo nos acercábamos al amanecer, después de aquella noche en que nos fuimos al bosque. Era como en el sueño, pero sin fuego. Fin del verano. El ojo del lago era gris y estaba inmóvil, rodeado de espadaña y caña, una pupila flotante; tal vez nos había observado desde siempre. La vegetación de la otra orilla desprendía vapor hacia la luz grumosa. A lo lejos, un zorro. Yo llevaba puestos los pantalones de sayal y tenía el Cetro en la mano, mis miembros ya estaban Fajados y Envueltos. En el aire matinal de agosto había un aroma de otoño. Bédan gimoteó. «Un poquito más», le dije, rogándole ya esta vez. Le ofrecí la mano. Un pájaro ululó. Luego el cielo se abrió y el ardiente disco solar surgió de detrás de las copas de los pinos, disolviendo en luz sus ramajes. Habíamos llegado. Y, a pesar de ello, no habíamos llegado a ninguna parte. Fue ahí cuando lo entendí: que no habíamos llegado a ninguna parte.

Y luego se hizo de día, y vinieron a buscarnos. Era mi duodécimo cumpleaños.

Lo primero que conocí del mundo fue Liltuna, y Liltuna era del doctor Eldh.

El trazo de los cercados extendiéndose a lo largo de las ciénagas. El vuelo de las urracas sobre las copas de los árboles. El olor a nabo y a mierda de gato filtrándose desde el sótano.

Conocí los clavos de la pared del establo, conocí las articulaciones de mis propios dedos, conocí los charcos de luna flotando blancos sobre los tablones del suelo de mi habitación durante las noches claras de invierno. Conocí el antiguo piano de mesa; me sentaba en el taburete de tornillo con brocado de clavel, vestida con el traje amarillo de mangas abullonadas, y tocaba polcas y *Para Elisa*. Las teclas ya estaban agrietadas y con venas como dedos de ancianos.

Conocí las teclas del mismo modo en que se memoriza el alfabeto, conocí el taburete de tornillo con brocado de clavel.

Los sábados, cuando me metían en la tina de agua caliente para el baño, siempre me quedaba quieta y con la espalda muy erguida mientras me hacían las trenzas con el cabello aún mojado. Fuera, la infinitud de los anocheceres. Aves nocturnas enviándose mensajes unas a otras hasta que me quedaba dormida.

Lo primero y lo último que conocí del mundo fue Liltuna. Por las noches dormía, por las mañanas me levantaba, por las tardes jugaba con las muñecas. Fuera se alzaba el bosque. En ocasiones, una luz peculiar descendía sobre el granero y los cercados, rayas amarillas sobre un fondo rosa salvaje, como para recordarnos que Liltuna era un lugar elegido y bendito. Cuando se me estropeaban los juguetes solo tenía que añadir nuevas columnas a la lista de deseos que guardaba en la cajita de mi mesilla de noche, y borraba las viejas, antes de entregársela al doctor Eldh. Siempre me traía juguetes nuevos que sustituían a los viejos.

Después de que fueran a buscarnos al lago aquella mañana me llevaron a mi habitación, me metieron en la cama y me cubrieron con la vieja manta de lana. En las rótulas sentía el roce de la burda tela a través de la sábana de lino, mi cuerpo olía a bosque y a manzanas podridas; me distraje contemplando las moscas que morían atrapadas entre los cristales.

Al decimosexto día de estar en cama vino a visitarme el doctor Eldh.

Llegó de la ciudad en el carruaje de alquiler, se sentó en el sillón al pie de mi cama, juntó las manos por las yemas de los dedos. El ratán de los brazos del sillón crujió levemente bajo sus enormes codos. El pulso de las finas venas en sus sienes, la tensión en las mandíbulas subyaciendo entre las nubes espesas de sus patillas; lo examiné desde la cama con los ojos entornados, sentía los párpados reacios y pesados, casi como si el aire del bosque temblara todavía con su extraña magia en torno a mi cara, tal como hacía aquella ardiente madrugada con Bédan allí, en la orilla del Todo. El doctor estaba decepcionado, eso estaba claro; cambiaba repetidamente el peso de su cuerpo de un pie al otro, la luz rojiza de la tarde se filtraba en la estancia, cayendo sobre su frente alta e inocente. Me quedé escuchando la quietud, el abismo que precedía sus palabras, el ventarrón que hacía batir las ramas del serbal contra el cristal de la ventana. Nos alcanzó el olor del café de ama Fanny desde el piso inferior. Giré el rostro hacia la pared para dejarlo hablar.

Sus palabras fueron las de siempre, pero las saboreó como cautivándolas para que sonaran inesperadas y nuevas: era la historia habitual, la de mi Creación. La frente bañada de luz, el ligero crujido del sillón. Las palabras como un terrón de azúcar en espera de partirse contra su paladar. Luego, la historia de siempre; la de ella, la mujer que habría sido mi madre y que en su gran necesidad acudió a él buscando ayuda. Aquella noche, los carruajes de la ciudad patinaban bajo la dorada lluvia de verano, que repiqueteaba contra las ventanas de la maternidad. El tenso abdomen de la escuálida y mal vestida mujer había adquirido un tono azulado a la luz de la lámpara de aceite; debajo de la dilatada piel se entreveía una red de venitas. Incluso más tarde, cuando ya estaba muerta, su vientre tenía ese mismo tinte azul, como con una extraña masa que fermentara en el cadáver sobre la camilla a plena luz del día, aunque para entonces ya lo habían abierto, vaciado y cerrado con fuertes puntadas de hilo hecho de intestino de oveja.

Esa luz de lluvia, y el tintineo de instrumentos contra los recipientes esmaltados. Luego contó cómo me sacó de la oscuridad con la hoja de escalpelo, tal como se saca la perla brillante de una ostra.

Tiempo después, me llevó a Liltuna.

Mi habitación de niña en Liltuna: una casita de muñecas de madera de pino, barnizada de azul y siempre cerrada, una cajita de rubí donde juntaba piñones y piedras, todo aquello que permanecería en su sitio incluso mucho tiempo después de que yo dejara de jugar. Mariposas nocturnas que se amontonaban sobre el cristal tiznado de hollín de mi lámpara de mesa. Fuera, en las praderas, andaba Krantz, moviéndose entre los huesudos lomos de los animales, relucientes bajo la rosada luz crepuscular de Liltuna antes de que la oscuridad de la noche los devorara.

Me entretenía jugando a la rayuela en el empedrado debajo de los tilos en la parte trasera de la vivienda; evitaba las boñigas caminando con zuecos por el prado; tenía tres, seis, nueve años. Cada invierno patinaba en la pequeña pista de hielo que Krantz fabricaba para mí, vertiendo barriles de agua del deshielo sobre la gravilla junto al granero antes de que el recio frío volviera a congelarla, siempre esperando que el doctor Eldh viniera de la ciudad a visitarme, a darme clases en el escritorio de nogal de su biblioteca, allí, bajo el reloj de pared.

Dormía, jugaba, aprendía de memoria las letras del alfabeto, las normas de etiqueta en la mesa, los nombres de los países. A través de las paredes oía las voces de ama

Fanny y las criadas, voces claras y afiladas como alas de urraca. El chasquido de los pasos de Krantz sobre la grava, los balidos y los mugidos de los animales. El olor de Fanny, cada vez más lejano. Fuera, el súbito silencio de los pájaros, como si la campiña misma pudiera contener la respiración.

Iba añadiendo columnas a la lista de deseos, siempre tuve lo que pedí.

Al lado de mi ventana, las ramas del serbal se cubrían de nieve. Luego el serbal en flor, o vestido con colores de otoño. Apuntaba las cifras en mi cuaderno, perfeccionaba mi ortografía sentada frente al pupitre en mi cuarto, me peinaban el cabello en trenzas colgantes o enroscadas y me ponían vestidos con delantal. Ya para entonces era una Incurable. Aunque aún no lo sabía. De eso no me daría cuenta hasta mucho más tarde, y me convertí en una Fajada.

Los crepúsculos se volvieron amaneceres. Rendijas de luz se acercaban y desaparecían.

Podríamos haber seguido caminando, Bédan y yo, aquella mañana, incluso más allá, hasta ese ojo gris que después se abrió entre los árboles y que en cierta manera nos vigilaba. Podríamos muy bien haber alcanzado la otra orilla, llegar allá donde terminan los dominios de Liltuna, avanzar hacia el interior del bosque y vivir allí, alimentándonos de acedera blanca y del agua del arroyo.

Pero no lo hicimos, pues nos detuvimos: nos quedamos en la orilla hasta que la luz del día se hizo fuerte y nítida, y de repente apareció Krantz por la arboleda de abetos que bordea el agua. Y finalmente solté a Bédan para que nos llevaran de vuelta a Liltuna.

Y tal vez fuera cierto que el tejón había empezado a gritar en lugar de Bédan durante ese verano. Aunque, por alguna razón, esa última noche, la de nuestra huida, guardó silencio. Tal vez era cierto que nada de lo que pasaría después del invierno en que llegó a Liltuna el hombre al que llamaban maestro Valdemar, tal vez nada de eso habría ocurrido si no me hubiera percatado de la enfermedad de mis miembros, que había brotado en un lugar del cuerpo y luego se había ido extendiendo, hasta que comprendí que debía contenerla con fajas firmemente apretadas.

Tras su llegada, el hombre que se hacía llamar maestro Valdemar se había echado a dormir. Durmió durante todo febrero, con su cara lisa enmarcada de bucles rubios, tumbado allí dentro de la biblioteca del doctor, tras la puerta cerrada y debajo del reloj de pared, donde se instaló la cama de invitados para que descansara su debilitado cuerpo al calor de las pieles y el cobertor. Sus ojos verdosos todavía escondidos detrás de párpados finamente cincelados. Fue el propio doctor Eldh quien lo trajo a Liltuna.

Edredón de nieve sobre el sembrado y el prado. Las afiladas puntas de los abetos contra un cielo gris.

Y después llegó la primavera, y el maestro salió de su pesado sueño y se levantó de la cama que le había preparado ama Fanny siguiendo las órdenes del doctor.

El verano vino y se fue.

Y con el sol de agosto brillaron los arándanos rojos, y el maestro Valdemar dejó de dormir.

El doctor Henry Alexius Eldh me extrajo a punta de cuchillo del vientre de la escuálida. Luego me llevó a Liltuna. Tal vez soñaba con un lugar donde trabajar sin interrupciones, con un despacho remoto donde estar en paz, o recibir una especie de perdón, pues, al fin y al cabo, era un pescador de perlas.

Llegarían a ser muchas las cosas que me contó. Desde que tengo memoria me veo sentada junto al escritorio escuchando las historias del doctor Eldh, historias que yo recibía como si fuera un pozo de esos a los que se lanzan monedas para verlas refulgiendo un ratito debajo de la superficie, como un agujero donde lo dicho descendía a la oscuridad.

La biblioteca estaba parcamente amueblada, con estanterías en las paredes que el doctor nunca llenó del todo. Había momentos en que parecía distraerse mientras me contaba sus cosas y me daba la sensación de que se olvidaba de mí. Pero luego volvía a mirarme siempre con esa especie de gratitud y una cara como si acabara de despertarse, mientras la luz del atardecer caía a franjas desde las altas ventanas, tiñendo toda la sala y su ancho rostro de color rojizo.

Llegarían a ser muchas las cosas que me contó el doctor.

Como la de aquel día, en la ciudad, en la sala de operaciones, cuando él, de pie junto a la camilla donde yacía la escuálida, observaba su cuerpo inmóvil iluminado por un furioso sol que se filtraba desde el exterior. Él se había encargado de todo: de que le dieran enema de manzanilla y luego el cloroformo y el polvo sedante en el momento de despertar, pero, sin embargo, pese a sus esfuerzos, al día siguiente se había quedado rígida, muerta, su cuerpo desnudo sobre la camilla con ese tono azulado a la luz diurna. Para entonces ya había dejado de llover.

La historia de cómo llegué a este mundo me la contó el doctor Eldh muchas veces. Me la contaba en mis cumpleaños, me la contaba en Navidad, y yo guardaba sus palabras en mi cabeza o las anotaba en los cuadernos que me traía de la ciudad. Le gustaba volver a ciertos detalles, como ese de que la escuálida, recién llegada al hospital, sentada en la camilla durante el examen inicial la víspera de la operación, se había echado a temblar. Sus ojos eran de un color azul muy claro, casi aguado, salpicado de pequeñas manchas amarillas alrededor de la dilatada pupila. Durante casi todo el examen permaneció en silencio, y cuando intentaba responder le salían bufidos. Era el resultado de mucho gritar durante días, cuando había tratado inútilmente de traerme al mundo. Había perdido la voz. La lluvia seguía repiqueteando contra las ventanas del hospital. La mujer era pequeña de estatura y tenía además una malformación pélvica; ya al comienzo del proceso hubo que descartar la idea inicial de extraer la criatura con tenazas, la incisión se veía inevitable. Como el doctor Eldh no tenía experiencia en la operación, había consultado los libros; ordenó que hirvieran las esponjas y que dispusieran pedazos de hielo, mandó al recadero a la Facultad de Medicina en busca de colegas y estudiantes interesados. Luego informó a la paciente de las medidas de las que disponía ante el problema que la pelvis les presentaba: operación o disección del feto con instrumentos afilados. La mirada de la escuálida se deslizó sobre las paredes de la sala y el creciente grupo de espectadores reunidos. Amarillo filtrado en agua. Aceptó la incisión. Aun anestesiada, no cesaba de agitarse, moviéndose de un lado a otro, cosa que dificultaba la abertura del vientre, aunque finalmente se pudo controlar el útero y contener la caída de los intestinos con una sujeción firme por parte de dos estudiantes de Medicina que asistían al doctor.

Luego, el doctor separó el útero ya visible, con varios cortes pequeños, de los que inmediatamente salieron chorritos de sangre del calibre de una pluma estilográfica. En ese momento, la anestesiada sufrió una violenta contracción de la matriz, y los asistentes tuvieron que presionar las esponjas contra su interior para cerrar el paso a la sangre, que ahora brotaba en abundancia del cuerpo. Al cesar las contracciones el doctor logró cortar el útero, y la criatura, inmóvil y cubierta de la grasa blanca de recién nacido, fue liberada del cuerpo madre para luego ser reanimada mediante la respiración boca a boca y envolturas de lino frío mojado.

Durante las primeras horas del día siguiente, la escuálida permaneció totalmente despierta en su cama con el intestino abierto. Le dieron tres dosis de cornezuelo de centeno y después un caldo de aguardiente, le inyectaron una solución de cloruro férrico en la raíz de la placenta y le colocaron un bloque de hielo para ayudar a cerrar la matriz. La mirada azul agua resbalaba de nuevo por las paredes de la sala; me llevaron a su lado para que me conociera, pero la escuálida adoptó una actitud desdeñosa e incomprensiva. Otra dosis de cornezuelo. Cerraron la abertura con fuertes suturas. Sin embargo, durante el día tuvo crecientes trastornos estomacales, supuestamente a causa del cloroformo o las emociones.

Era agosto, casi llegando a septiembre. Bruscas lluvias de verano cayeron sin apenas pausa durante días: entre los edificios de color melocotón que rodeaban el hospital brillaba dorado el chaparrón. El doctor Eldh tenía su escritorio debajo de una de las ventanas que daban a la calle; en la superficie de la mesa estaban colocados los tres retratos ovalados de sus hijas y su difunta mujer: todas sonreían con los labios cerrados bajo unos sombreros de paja, copa baja y alas bordadas de seda negra.

Tiempo después se los llevaría a Liltuna, cada uno de los tres retratos, junto con algunas cosas de la oficina que necesitaba cerca: los colocó en el aparador de la biblioteca, debajo del reloj, y desde allí me mirarían esos rostros tras sus cristales ovalados. Pero, antes de eso, redactaría en su escritorio del despacho del hospital la historia clínica de la operación, y luego el informe para el Real Colegio de Salud. Ya se había encargado de que le practicaran la autopsia a la muerta, y también después se ocupó de que su hueso pélvico, medido, pesado y limpio, fuese clasificado e inserto en la colección de esqueletos patológicos de la universidad. Ese trocito de hueso del bajo vientre se lo llevaría también consigo a Liltuna, junto con los retratos ovalados. Me dijo que lo había sacado de la colección para examinarlo mientras estaba trabajando en algún informe importante y luego nunca lo devolvió; el trocito se quedó en Liltuna, encerrado con llave dentro del cajón derecho de su escritorio de nogal, en su estuche de cartón y con una etiqueta marcada con el número 38.

De vez en cuando me imaginaba su cara joven aquel día posterior a mi llegada a este mundo, allí, frente al pequeño espejo colgado en la pared de su despacho. La cara era grande y ancha, con una expresión inocente, un toque infantil. De las cesáreas anteriormente practicadas y documentadas, y de las otras de las que él solo había oído hablar, habría de dedicar mucho tiempo en busca de confirmaciones de que mi parto era uno de los más extraordinarios. Tal vez se acariciaba la coronilla, allí, frente al espejo, ya para entonces un poquito calva. Tal vez notó en el cuello de la camisa una manchita de sangre, apenas visible, restos de la operación de la noche anterior. Pero como la camisa por lo demás estaba bien planchada y limpia, se la dejó puesta; se colocó la chistera y salió del edificio para caminar los pocos pasos que lo separaban de la residencia Eldh, o de la Sociedad Científica, unas calles más allá.

Pensaba con frecuencia en cómo sería la vida del doctor en la ciudad. Me imaginaba cómo mudaría de aspecto el cielo por encima de los tejados mientras él iba de casa al trabajo en el hospital de maternidad, o a las reuniones de la Sociedad. Imaginaba cómo se movían sus dos hijas en sus habitaciones, tras las paredes, las ventanas y las tapicerías de la residencia, pensaba en cómo serían sus rostros, de qué color serían sus ojos y sus cabellos. Aprendí pronto qué se podía preguntar y qué no: si le planteaba al doctor la pregunta correcta, él siempre me respondía.

«¿Para qué sirve el esqueleto del ser humano, doctor Eldh?», pregunté.

«El esqueleto es la sólida construcción que nos mantiene rectos y erguidos», respondió.

«¿Cómo duermen y comen en la ciudad?», seguí preguntando.

«Duermen en camas estrechas y comen mal, en viviendas apiladas como cajas», respondió.

«Pero ¿cómo es posible que el cuerpo humano pueda abrirse y luego cerrarse de nuevo?»

«Con la ayuda de instrumentos elaborados para el servicio de la exactitud científica.»

Llegarían a ser muchas las cosas que me contó, aunque a menudo me contaba lo mismo, con pequeñas variaciones y nuevos énfasis. Como cuando les cerró el paso a los del orfelinato que se presentaron en el hospital el día después de la operación, para llevarse al bebé que yo era, y cómo les dijo que me iba a tomar bajo su protección, y que se encargaría muy bien de mí y de mi educación. Por eso compró una residencia de verano donde la niña (yo) estuviera bien cuidada y recibiera una enseñanza adecuada: era una casa grande de yeso blanco bajo la fronda de un álamo inmenso, había tilos, avellanos y serbales. Bajando un poco había un sembrado y un jardín inglés con bóvedas y veredas empedradas, y un pequeño cenador hexagonal de tejado de cobre, incrustado en un verdor de cerezos, alisos y perales. Mas allá había graneros, casetas, un pozo, la cabaña del mozo de labranza y el cobertizo para el viejo coche de caballos; los árboles del jardín crecían muy rápido y todo se cubría pronto de maleza hasta que la vegetación se volvía ingobernable. Me contó que se había enamorado al instante de esa casa encalada en yeso, que en los crepúsculos se teñía de un color naranja. Al anochecer solía sentarse en el cenador cobijándose con mantas y leía mientras los corzos se movían en grupitos por el jardín. Arriba, en la habitación infantil, dormía la cría (yo) con sus pequeños párpados temblorosos, en el interno refugio de su propio sueño. La residencia quedaba aislada, se alzaba detrás de húmedas praderas que ahuecaban el paisaje hasta donde empezaba el bosque. La pequeña carretera privada serpenteaba un trecho a lo largo del sembrado antes de terminar súbitamente en el tope de la colina. Desde la casa principal no se veían las empinadas cuestas al otro lado de la cima, con sus escasas fincas y otros labrantíos y carreteras que atravesaban los campos hacia ciudades y pueblos lejanos. Bajando un trecho de bosque había un lago adonde nadie iba nunca, pese a tener un muelle para lavar ropa y una barca de remos hundida pero todavía atada a uno de los pilotes. En la otra orilla terminaban los dominios de Liltuna, y un nuevo bosque se extendía más allá en la comarca.

La residencia quedaba a dos horas de distancia en coche desde la ciudad; el doctor se sentaba en el interior y dejaba la capota del carruaje plegada mientras se dedicaba a redactar las historias clínicas de sus pacientes y los discursos para las reuniones de la Sociedad. Fuera pasaban ya bosques, ya praderas, una débil luz rosácea. Contrató a un ama de llaves para el mantenimiento de la casa y para mi cuidado, así como a un mozo de labranza para las labores del campo, e incluso más adelante a algunas criadas que iban y venían o se sentaban en la cocina con las gachas de avena y lo observaban bajo sus gorros de trabajo con ojos diluidos como agua. Esas miradas invasivas y el cotilleo que luego se oía en la ciudad lo harían más cuidadoso en la elección de las criadas; además, tenían que ser pocas. Sin embargo, la granja debía ser autosostenible y debía tener vacas, ovejas y gallinas, por eso necesitaba manos eficientes que la trabajaran. Compras mínimas en la ciudad para no despertar curiosidad. Al bajar del carruaje ante la puerta principal lo esperaban siempre el ama y la niña, que de inmediato, andando como un patito, iba a darle la bienvenida.

Tenía los ojos amarillo pardo, el cabello castaño como arcilla sedosa, mis palmas abiertas eran de un color rosa pálido. Quizá él simplemente había deseado un lugar donde poder guardar una perla. Y, además, ¿acaso no era cierto que había salvado a la cría de vivir en las calles? Sí, eso era lo que había hecho. Y fuera el mundo era oscuro y retorcido. Y los hospicios estaban llenos, y las muchachas morían de hambre y se volvían feas, incautas y sosas a causa del mal que habitaba las calles. Quería que yo estuviera protegida, había dicho. Así que se quedó conmigo.

Tres nombres recibí: Henrietta Alexia Cesárea. Los primeros por él, y el último por la incisión a través de la cual me arrancó de la oscuridad.

Y luego iba yo y huía al bosque, era una gran decepción.

De niña me preguntaba con frecuencia por qué el doctor Eldh me tenía oculta en Liltuna. Él siempre hizo sus mejores esfuerzos para explicármelo, pero ahora ya no pregunto.

Durante sus visitas acostumbraba a llevarme en el carruaje por los alrededores, decía que para tomar aire fresco. Se ajustaba los pequeños quevedos dorados sobre la nariz y me leía *La flora* en voz alta para que yo aprendiera a reconocer las plantas y los animales. Los cocheros que el doctor traía de la ciudad siempre eran distintos, y nunca volvían la cabeza para mirarme. Yo estudiaba el movimiento de sus hombros bajo los gabanes o las camisas mientras manejaban las riendas: los cielos de verano eran azules, rojizos o blancos. El doctor se acomodaba en el asiento a mi lado con el libro abierto sobre las rodillas, un sol candente sobre su ancha cara hacía que las patillas de color gris helado arrojaran sombras semejantes a garras sobre el cuello de su gabán; podría haber estirado fácilmente la mano para tocar esa frente alta y cándida. Repetía los nombres de las plantas y sus diferentes partes, examinaba las ilustraciones del libro cuando el doctor dormitaba bajo la chistera, dejaba que el viento soplara en mi cara. Del bosque al otro lado de la cuneta venía el olor dulce de corzos muertos y florescencia podrida. En ocasiones veíamos gente a distancia, niños encima de las tapias de piedra, carretas de heno. Entonces el doctor siempre daba unos golpecitos en el pescante con su bastón y dábamos media vuelta.

Supongo que el doctor Eldh pensaba que nada cambiaría nunca en Liltuna. Esas nubes que corrían por encima de los cerezos, las vacas en el pastizal y los corderos en el corral, y la niña durmiendo o jugando dentro de la casa de yeso blanco, en la habitación que él mismo se había encargado de amueblar.

Iba y volvía con regularidad, colocaba el gabán en el respaldo de la butaca y tomaba asiento frente a mí en el escritorio de nogal bajo el reloj de pared de péndulo, con los libros de texto esparcidos sobre la superficie de la mesa. A veces permitía que me tumbara sobre la alfombra persa para que me pusiera a dibujar con el carboncillo en los papeles de rosas que me traía de la ciudad, en tanto que él se ponía a trabajar a la luz de la lámpara de mesa hasta el anochecer, cuando la pequeña llama tras el verdoso vidrio cilíndrico empezaba a agitarse hasta que se apagaba.

Muchas veces le pregunté por todas esas cosas que nunca había visto.

«¿Qué es un adoquín, doctor Eldh?», le pregunté.

«Es una piedra que se coloca como apoyo para los carruajes, los animales de tiro y los pies de los hombres», contestaba.

«¿Cómo brillan las farolas en la ciudad, doctor?», seguí preguntando.

«Como las luciérnagas en la oscuridad», respondía.

Yo iba anotando los nombres desconocidos en los cuadernos que me traía de la ciudad, escribía cada palabra nueva, y cuando ya las había repetido suficientes veces para retenerlas en mi memoria y los conocimientos proporcionados por el doctor se habían integrado en mí, las borraba una tras otra. Tomaba asiento a la mesa frente al doctor; yo era una perla o un pozo, un tesoro, un abismo.

Podía ocurrir que oyera su voz por las noches, cuando estaba en mi cama, me llegaba como desde dentro y se mezclaba con la de ama Fanny cuando, para hacerme dormir, me leía sobre Nuestro Señor Jesucristo. La voz que sonaba en mi cabeza era clara y penetrante, como procedente de un lugar remoto, era la dicción del doctor Eldh.

Y aun así, el lago no me pareció muy distante aquella noche de verano con Bédan en el bosque. Criaturas y animalitos se movían a nuestro alrededor en la oscuridad con sus pelajes de olores acres, silbaban delante de nuestros pies en la maleza. Ya para entonces me había convertido en una Fajada, mantenía el Cetro en la mano durante todo el camino, aunque una vez casi lo perdí. Fue en el pantano en el que terminaba la pendiente, donde se cayó Bédan; se quedó tumbada en el suelo, sin querer levantarse, y tuve que agarrarla y tirarle de los brazos y de la ropa para obligarla a que me siguiera. Y fue entonces cuando repetí la última instrucción:

> Pues la señal que apareció en el cielo fue una mujer vestida de sol, gritando de dolores de parto. Y vino el dragón, y con su cola de fuego arrastró la mitad de las estrellas del cielo, y se paró frente a la mujer que iba a dar a luz con el fin de devorar a su hijo tan pronto naciese. Y el

dragón escarlata era ese al que llaman Diablo, el que despista al mundo. Y lo combatirán los ángeles, y vendrá el niño para apacentar a la manada con su cetro de oro, y luego será llevado al trono de los cielos.

Las noches de Liltuna cuando era niña, las sombras espasmódicas del techo cuando los insectos pululaban en el cristal de mi lámpara de mesa. Los mugidos de las vacas en el establo durante las noches de luna. Me incorporaba en la cama y llamaba a ama Fanny, sentada en la cabecera masticaba el camisón mojándome las mangas hasta el codo, o andaba en círculos por la estancia gritando su nombre; no me callaba hasta que la oía subir la escalera con su cabello gris moteado metido dentro del gorro de dormir. La cara delgada y arrugada por el sueño se veía pálida a la luz de la linterna, sus dedos estaban tiznados por la parafina cuando me cogía en sus brazos para volver a acostarme. De su gorro yo sacaba un mechón de cabello y me lo enrollaba en un dedo, descansaba mi frente contra su pecho, que olía a nuez, a piel, a nabo y a lavanda. Eso era antes de que ella empezara a tardar cuando la llamaba y, cuando al fin subía, se sentaba allá lejos, en el sillón de ratán, y si yo saltaba de la cama para correr a abrazarla como solía, me cerraba el paso y me metía en la cama de nuevo. Una vez bajo la manta le rogaba que me cogiera la mano hasta que me durmiera, pero me ponía mala cara desde el sillón mientras seguía leyendo en voz alta las Sagradas Escrituras para sofocar mi voz. Escogía especialmente los pasajes de la Bestia y las señales de las trompetas y el Cordero de Dios, y el lago de fuego y azufre, donde la compañía de los ángeles destruirá al Tentador.

Dejé de rogar, dejé de llamar, dejé de esperar que los pasos subieran la escalera.

Una vez bajé y me tumbé apoyada contra su puerta en el pasillo de la cocina hasta la madrugada, cuando la oí trajinar con sus cosas dentro del cuarto. Con todo el peso de mi cuerpo había bloqueado la puerta y, a pesar de que ella intentó abrirla, no lo logró; entonces llamó a Krantz para que me sacara de allí. La luz de la luna se paseaba por la habitación, las vacas estaban calladas. Había noches en que la oscuridad oprimía mis párpados como una seda de carboncillo maligno y yo guiñaba y parpadeaba para no dejar paso a la negrura. A veces tenía la repentina sensación de que podía cortar la oscuridad con tijeras, pero esa sensación también me daba miedo. Y el miedo me hacía crear imágenes que surgían de la oscuridad, formas y criaturas de bordes y contornos recortados por mi propia mano y que luego yo misma no podía detener. Después, esos seres recortados por mí lanzarían sus largos miembros que me envolverían, como si fueran brazos humanos o extraños jirones de pura oscuridad.

Cerraba los ojos apretando los párpados, ya no llamaba a ama Fanny. Y al final siempre amanecía y la estrecha franja de luz iluminaba la habitación, cerrando el paso a la noche. Y por las mañanas ella me vestía con faldas de lana como siempre, y me hacía las trenzas con un rosetón; luego bajaba a la sala para sentarme frente al piano. Tocaba siempre para ella, tocaba el salmo del nombre consolador de Jesucristo y la canción del muchacho carbonero, y la noche regresaba otra vez. Ya no volví a pensar en el olor de piel y de lavanda. Me entretenía contemplando los álamos más allá de mi habitación, ya arqueados bajo el peso de la capa de nieve, o contaba excrementos de moscas en los cristales de la ventana mientras el crudo sol primaveral inundaba el cuarto. En el momento en que abajo se oía llegar el carruaje, salía corriendo por toda la casa, calzada con las sandalias blancas de verano, para darle al doctor Eldh la bienvenida.

Con frecuencia me leía en voz alta fragmentos de su obra:

> Si bien desde los tiempos más remotos la matriz ha sido considerada el punto de partida de un conjunto de vagas enfermedades y múltiples manifestaciones de actividades neurales perturbadas, más conocidas con el nombre de *histeria*, el órgano mismo sigue siendo en muchos sentidos un misterio. Su influencia en el resto del organismo y sus morbosas mutaciones todavía siguen desafiando, en cierto grado, hasta las más agudas investigaciones...

Se sentaba en el escritorio de nogal bajo el reloj de pared, con una humeante taza de manzanilla y el plato con *pretzels* azucarados que ama Fanny nos había preparado. Su amplia cara se iluminaba o se ensombrecía, según si lo escrito lo satisfacía o no. Cuando terminábamos las clases siempre me daba una breve palmadita en la coronilla, o un tirón cariñoso de la trenza, o sacaba un caramelo de la pequeña bolsa de papel que guardaba en el bolsillo de su chaleco. A veces, sentada frente a él mientras escribía en los cuadernos que me había regalado, recorría con la mirada las curvaturas de la talla dorada del reloj y del pequeño péndulo que había dentro del vidrio; en el centro de la esfera se veía el punto negro del infinito. Al otro lado de la ventana se deslizaban los cocheros, nuevos cada vez, que transportaban al doctor hasta Liltuna bajo los árboles. Por momentos me imaginaba que nuestras miradas se encontrarían a través de las altas ventanas, pero como el sol era fuerte nunca me veían en la penumbra de la biblioteca, escondida allí dentro, detrás de los cristales negros.

En mis primeros años en Liltuna me sentaba en el descuidado boscaje del jardín para comer las bayas que cogía directamente de los arbustos hasta que mis vestidos y mis manos se oscurecían con el jugo rojo. Muy pronto aprendí a caminar, me caía, gateaba, corría, me ataban a una larga cuerda cuyo cuidado intercambiaban Krantz y ama Fanny para que no me extraviara por el jardín. Entre los arcos y los pequeños adoquines cubiertos de musgo crecían árboles frutales que nadie podaba, sus ramas se volvían cada vez más pesadas y nudosas. Me subía al tejado del cenador sin usar escaleras, veía correr las nubes y el cielo abriéndose, dejaba que la cuerda se arrastrara tras de mí en la maleza, sacaba la lengua hacia la reluciente lluvia de color nácar hasta que las gotas me dolían en la cara y las cintas del cabello se soltaban.

Krantz siempre me rescataba del tejado, me llevaba de vuelta desde todos los rincones o los senderos del jardín donde me escondía. A veces la cuerda se enredaba en los matorrales y me quedaba dormida bajo los álamos. Luego, de vuelta en la casa, siempre extendía mis manos para que Fanny me aleccionara a golpes con la pequeña caña que acostumbraba a llevar en el cinturón.

Después del castigo me sentaba en el porche con la leche caliente en una jarra mientras veía llegar el anochecer. Azul claro volviéndose rojizo, volviéndose negrura. Del jardín surgía un olor de mirto y albaricoque putrefacto. Por la noche, acostada en la cama, seguía con la mirada la mancha de humedad que se dibujaba sobre el tapiz de orquídeas de la pared como si fuera un mapa, mientras Fanny leía en voz alta desde el sillón sus historias de los ángeles y el Cordero y los dragones de fuego. Me hacía la dormida cuando se incorporaba, la oía abrir el armario del orinal para llevarse el contenido de la bacinilla y la luz del crepúsculo se hacía más y más fina en el horizonte hasta que el sueño me envolvía.

El primer signo de la enfermedad que habitaba mis miembros lo descubrí en verano. Después de darle la bienvenida al doctor Eldh en la escalinata con Fanny, le sonreí con los labios cerrados para que el olor de lo nuevo no se revelara. El doctor tenía buen semblante al salir del coche, las mejillas sonrosadas. Tenía muchas cosas que contarme, traía los brazos llenos de juguetes y un nuevo vestido de imitación de seda azul para mis actuaciones de piano. Me dirigió una mirada vagamente inquisitiva y me subí el cuello marinero de la blusa que me apretaba la piel caliente; me dejó en la escalinata y entró en la biblioteca para ponerse a trabajar debajo del reloj.

Me hizo llamar por la noche. Entré en la biblioteca y él se reclinó en la butaca, examinándome desde el borde de sus quevedos. Luego me leyó en voz alta:

> Durante la extravasación mensual se hincha la matriz, cuya textura se vuelve jugosa y porosa sin que ocurra cultivo alguno de elementos de tejido. La membrana mucosa se ensancha, en ocasiones puede llegar a medir inclu-

so entre 5 y 8 centímetros de diámetro: se vuelve blanda y esponjosa, pero en forma de rosca y en posición arrugada. Las glándulas, que se abren y se expanden, secretan una flema mucosa y abundante. Los tejidos epiteliales en el *corpus uteri* se emiten exuberantemente, hasta que la membrana pierde su apariencia resbaladiza y se vuelve rasposa y abollada. Los vasos sanguíneos se dilatan y se hinchan de sangre y súbitamente aparecen pequeños escapes, de manera que la mucosidad derramada queda de color rojizo. Luego aumenta la afluencia de sangre y aparece un exceso de rupturas en los vasos, de tal forma que puede acaecer un sangrado considerable. Así, la mujer encarna un organismo que arremete eternamente contra sí misma. Es decir, se constituye en su propia invasión, de la cual es urgente que la medicina la salve y la alivie, de la misma manera que las actividades musicales y la estética alivian una mente ensombrecida...

El doctor me traía siempre dulces en cada visita. Del bolsillo del abrigo extraía un terrón ambarino de azúcar que guardaba en una bolsita de papel; otras veces me traía ciruelas pasas o bombones de mazapán. Apretaba la pluma con mis dedos pegajosos de azúcar y la lengua se me entumecía con los dulces, me lamía los dientes ásperos mientras iba escribiendo en los cuadernillos.

Cuando llegaba a Liltuna solía bajar del carruaje con la chistera apretada bajo el brazo mientras yo descendía corriendo la escalinata para saludarlo: su cara siempre se iluminaba al verme. La bolsita marrón crujía en el bolsillo cuando me acariciaba la cabeza. Las patillas como nubes alrededor de su cara. Al entrar se sentaba siempre bajo el reloj, colgaba el abrigo de la butaca y se desataba las botas, liberaba la camisa del chaleco y se reclinaba. En las estanterías había gruesos legajos de papeles y manuscritos. Él venía para darme mis clases, o para sumergirse en su trabajo durante un par de días y leerme apuntes y ensayos que escribía para el futuro. A veces solamente venía a dormitar tumbado en la otomana de la biblioteca, acompañado del gorjeo de los mirlos y del susurro del viento que corría en los avellanos brujos al otro lado de la ventana. Los rayos de sol ondeaban sobre su cara dormida. A la hora del almuerzo Fanny nos avisaba con la pequeña campanilla de plata que guardaba en la repisa de la cocina y que hacía sonar solo cuando el doctor estaba de visita; nos servía la comida en la sala. Esas ocasiones eran las únicas en que me permitían comer allí. En cuanto el doctor dejaba Liltuna me hacían regresar a la cocina para comer con Fanny, Krantz y las criadas. Y cada vez que venía el doctor en el carruaje, de nuevo me daba el terrón de azúcar y me sentaba otra vez en la biblioteca, o bien me tumbaba sobre la enorme alfombra para dibujar caballos en los papeles perfumados que él me traía de la ciudad, y después comíamos juntos, sentados a la vieja mesa agrietada de la sala. El doctor se desabrochaba su chaleco de seda amarillo y pasaba las manos por su melena de león peinada con aceite. Luego se servía trozos de pollo o nabo o ternera en silencio mientras caía el crepúsculo. Cuando dejaba los cubiertos a un lado en la mesa, era mi turno. Yo me sentaba en el taburete de tornillo del piano, pues no había muebles suficientes; Liltuna estaba parcamente amueblada, la mayor parte de las cosas que había en las salas y en las habitaciones habían quedado como herencia del propietario anterior, que había vendido la finca por una vida insensata. Primero vendió grandes partes de sus dominios y luego objetos y muebles y, al final, Liltuna entera. El reloj de pared de las Indias era una falsificación, y se quedó en su sitio. Sobre el papel pintado de la primera planta todavía resplandecían las hormas vacías de los cuadros vendidos. A veces me imaginaba paisajes sobre ellos, retratos de gente que no conocía o lugares que nunca había visto. Siempre me guardaba un pedacito de azúcar en el bolsillo del delantal después de las visitas del doctor. Cuando él ya no estaba volvía a sacarlo, le quitaba la pelusa del bolsillo con la lengua y, sentada en la ventana de la habitación, levantaba el trocito hacia la luz para contemplar con los ojos entornados esas pequeñas burbujas e irregularidades dentro de la cristalizada masa amarilla.

Había ocasiones en que el doctor había avisado de que estaba en camino, entonces Fanny iba corriendo al granero a buscarme, o al jardín, o donde fuera que yo estuviera, para lavarme. Si no había tiempo suficiente se contentaba con meterme en la tina de agua fría en la cocina mientras Krantz entraba y salía con los cubos que iba llenando del pozo, moviéndose pesadamente en sus botas. Fanny me frotaba con el cepillo de lavar a lo largo del cuello y en las orejas, cogía los paños de lino que había mojado y me hurgaba en los hoyuelos y los pliegues de la cara, me presionaba ligeramente los párpados con el dedo y sacaba el polvo y la mugre de las comisuras de los ojos. Me levantaba el labio superior e introducía el dobladillo del pañuelo entre los dientes. Yo la ayudaba levantando el labio para que alcanzara bien con el trapo, elevaba el mentón para que me limpiara bien la cavidad de la garganta, dejaba las manos quietas metidas en el agua el tiempo suficiente para que la suciedad de las cutículas se disolviera. A veces se rozaba las mejillas con el dorso de la mano mientras me hacía la ablución, como secándose invisibles lágrimas de la cara.

En cambio, en ausencia del doctor, Fanny me dejaba ir descalza por los pastizales o con los zuecos de madera, aunque si me descuidaba las manos me castigaba con la caña. Otras veces, cuando sin previo aviso se avistaba desde la cima de la colina el carruaje, Fanny llegaba apresurada por el jardín con unas calcetas y los zapatos de charol en la mano, en los cuales me hacía meter los pies sucios;

luego me los ataba con dos fuertes nudos antes de salir corriendo, cogidas de la mano, hasta la escalinata de la casa principal. Mientras el carruaje hacía el giro hacia el patio yo la miraba de soslayo para estudiar esa otra cara que mostraba: era la cara para el doctor Eldh.

En mis cumpleaños, el doctor solía leerme fragmentos del viejo y trillado informe para el Real Colegio de Salud, en voz alta:

> Aunque en la fecha yo había practicado mis dos primeras ovariectomías, no estaba, pues, del todo deshabituado respecto a operaciones del abdomen, debo confesar que no era sin preocupaciones que emprendería la arriesgada intervención, de la cual solamente tenía conocimiento por los libros. La mujer, una criada escuálida y de pobre crianza, pero con una constitución ósea sin defectos a primera vista aparte de una pelvis malformada, declaró haber tenido ininterrumpida y buena salud, y que los movimientos del feto habían empezado a principios de abril. El pulso era uniforme, unos ochenta latidos por minuto. ¿Cómo explicar, pues, el sangrado persistente en el punto de anclaje de la placenta sumado a la producción de gases, que tras la intervención desafiaban todos nuestros esfuerzos, y que aumentaba sin pausa, hasta que el vientre se hinchara como un balón y la presión causara la muerte? En cierto momento tuve la tentación de perforarle el estómago, sobre el que se percibían los extendidos remolinos de los intestinos. Supuestamente sigue todavía abierta la pregunta de cómo las flatulencias pueden aparecer en estados similares: de dónde llegó la hinchazón al hipocondrio y los gases sonoros de la mujer histriónica, y cuál es la causa de que ciertos efectos de la mente vayan acompañados de la producción de gas.

Treinta horas después de la incisión, la conciencia de la paciente se nubló, y la criada pereció asfixiada a las cuatro de la mañana. El feto era una cría bien madurada que tras su salida fue separada del cordón umbilical con una disección y acto seguido bautizada; parecía sana, aunque extremadamente pequeña, de miembros finos y aspecto llamativamente parecido al de la madre.

Cuando Bédan apareció en Liltuna, el hombre a quien llamaban maestro Valdemar llevaba durmiendo varios meses debajo del reloj de pared. Había llegado en invierno, cuando fue instalado en la biblioteca del doctor Eldh, que era la estancia más cálida de la casa; el doctor y Krantz lo habían sacado del trineo de tiro y llevado hasta la cama de invitados, que habían dispuesto junto a la chimenea. Luego el maestro dormiría al otro lado de la puerta de la biblioteca cerrada, hasta que pasaron tres ventiscas. Fuera andaba Krantz con la pala por los pastizales cubiertos de nieve, cada vez más lejos. La breve luz amarilla durante los días del invierno. Los largos dedos negros de los árboles. Se acercaba la primavera, irreversiblemente, y luego llegaría el verano; aquel verano con el maestro Valdemar en Liltuna.

Pasaría un buen tiempo antes de que él notara la presencia de Bédan, pues había tenido otras cosas con las que ocuparse y disipar los malos pensamientos. Pero un día que el maestro estaba sentado junto al doctor en el jardín, recibiendo el temprano sol de verano y sorbiendo su té, la descubrió. Ella iba caminando por el otro lado de la loma, llevando agua para los animales. La cara del maestro se perfiló entre sus bucles rubios, se veía un poco desmejorada. Al verla, se incorporó por un segundo con la taza de té.

Cuando yo era niña podía ocurrir que ama Fanny y Krantz me llevaran al pequeño lago del bosque para que me bañara. Krantz me subía a la carretilla e íbamos en tropa a través del bosque por las veredas pedregosas. Era antes de que hubiesen empleado a Hulda y a Gustava, en el tiempo en que las hermanas pelinegras de Estocolmo todavía trabajaban con Fanny en la cocina y de madrugada ayudaban a Krantz con el ordeño, cuando el día aún era una pequeña punta gris por encima de las copas de los árboles. Ambas eran cojas, pero cada una de la pierna opuesta, se parecían muchísimo, aunque una de ellas se vestía con un delantal de color marrón y la otra con uno azul. A veces se cambiaban de ropa para confundir a Fanny. Otras veces se sentaban debajo de los tilos de la parte trasera de la casa y se mimaban la una a la otra, entrelazando sus cabellos en una sola trenza; luego me permitían tocar esa culebra larga y negra mientras caía y serpenteaba en la hierba. Nunca supe sus nombres.

Fanny simplemente las llamaba la Una y la Otra, o Ellas. De vez en cuando pienso que, si me hubiera quedado en la ciudad desde el principio, si el doctor Eldh no me hubiera llevado a Liltuna, si no me hubiera dado sus propios nombres, más el nombre de la incisión por la cual fui rescatada a mi vida, tal vez tendría un nombre parecido a los de ellas. Frida o Gunn. Carlotta o Elin.

Las pelinegras me visitaban a veces por la noche en mi habitación. A pesar de la cojera, subían sigilosamente la escalera, sin despertar a Fanny en su cuarto. La puerta chirriaba levemente, se sentaban en la cama junto a mí, me consolaban besando las lágrimas que resbalaban por mis mejillas y permitían que reclinara la cabeza en sus regazos mientras me acariciaban el cabello con sus dedos tiznados de hollín hasta que me dormía. Cuando amanecía ya no estaban, y al bajar a la cocina las encontraba trabajando como de costumbre, con la masa del pan o la limpieza del pescado, y me sonreían con sus caras pecosas de trazos de ceniza y mugre.

También a las pelinegras les gustaba el lago, caminaban junto a la carretilla con su modo de andar peculiar, cada una con una canasta en la mano, tarareando canciones que yo no conocía. Las avispas reptaban por las botellas de zumo de saúco en las cestas. Yo llevaba la chaqueta de paseo y el sombrero con forma de campana color turquesa que me había regalado el doctor Eldh por mi cumpleaños. Los cordones del sombrero me raspaban la barbilla y el aire era espeso, lleno de las blancas pelusillas de los álamos que revoloteaban con el viento hasta finales de junio. En la carretilla habían instalado una sombrilla de color amarillo para protegerme del sol. Ya en el lago, jugaba con las ranas del agua parduzca que se escurría entre los cañaverales, bajo la superficie donde flotaban hojas podridas y polen; capturaba cochinillas y las metía en un tarro de cristal junto al muelle. Escalaba las rocas y vadeaba directamente en el agua vestida con mis pololos, hasta que la cuerda me apretaba el cuerpo y tiraban de mí otra vez. Arriba, en la pendiente, estaba Fanny sentada, masticando tabaco bajo el sombrero de paja y mi cuerda atada al cinturón de las llaves. Eso fue antes de que empezaran a ponerme la cuerda sobre todo por guardar las apariencias; allá en el lago todavía la llevaba bien atada al cinturón. Yo dejaba que el agua me alcanzara hasta la barbilla y que la boca se me llenara de su sabor dulce y frío, flotaba bocarriba mientras las pelinegras me agarraban con las manos por la nuca y los tobillos y los pololos se hinchaban como balones alrededor de mis piernas. Relámpagos de sol entre las copas de los pinos. Al salir del agua me envolvían con las telas de franela que tenían preparadas, y me quedaba tiritando junto a las hermanas bajo los alisos blancos mientras ellas arrancaban las hojas de las flores que habían recogido por el camino y recitaban las cancioncillas que traían consigo de la ciudad. Más allá de los cañaverales y los lindes del bosque, en la otra orilla, quedaba ese mundo que ya no era Liltuna: ciénagas y pastizales escondidos detrás de densas tierras arboladas. Fácilmente podría haberme levantado, haber arrastrado la barca del fango y haber remado más allá, hasta el confín del Todo, y si la barca se hundía en el camino por lo menos habría rozado el límite, como un insecto moribundo al llegar el invierno. Las pelinegras entornaban los ojos hacia el candente sol y se reían a hurtadillas y me rozaban los párpados con las puntas de los dedos, y me hacían cosquillas en la frente con las margaritas y los ranúnculos. Nunca logré memorizar sus cantinelas y sus juegos.

Y así era todo con las pelinegras, hasta el día en que desaparecieron, después de haber estado chismorreando en la ciudad, adonde de vez en cuando iban de compras con Krantz. Después de que el doctor hubiera oído hablar de sus chismes y afirmaciones sobre Liltuna y sobre mí, allí, en las calles, y ama Fanny le contara, cuando la llamó a la biblioteca mientras yo me quedaba debajo del piano, escuchando con la puerta entreabierta, que sí, que ella lo había sospechado, lo había presentido desde el principio, y que muchachas como las pelinegras no eran gente de fiar, y no había intentado decirle justamente eso al doctor, pero incluso ese día había pensado que debían de haber sido las pelinegras las que en verano habían atraído a unos harapientos vagabundos, tan sucios como ellas, allá junto al lago, pues Fanny tenía la seguridad de que alguien se había movido a hurtadillas por ahí en el bosque durante nuestro baño, seguramente observándonos.

Después de eso ya no volvieron a llevarme al lago.

Y al regresar de las compras en la ciudad Krantz estaba solito en el carruaje, sin las pelinegras, con las cestas llenas de fruta, harina y queroseno. El sofá cama del cuarto de las criadas permaneció vacío hasta tiempo después, cuando llegó Gustava y luego Hulda con el doctor Eldh en el carruaje para sustituir a las pelinegras. Ya entonces era duro el invierno en Liltuna. La amarillenta capa de nieve volvía más pesados los ramajes bajo un sol neblinoso que solo hacia el mediodía rompía el edredón del cielo, para luego ser de nuevo afinado por la luz, antes de desaparecer por completo en la oscuridad del atardecer.

Más tarde, a veces, se me ocurría pensar en el agua parduzca del lago en verano, en las arañas pescadoras y el frío dulzor llenándome la boca, en la ligereza de mi cuerpo bajo la superficie y en el tarro con las cochinillas, que luego tiraron. Al llegar de nuevo el verano, cuando estaba sentada con los libros en el porche mientras Gustava trabajaba abajo en la mantequillera sobre el banco, veía a Krantz acercarse por la vereda con la caña de pescar en la mano, los pantalones mojados y dos paquetes de pequeños lucios colgando del cinturón. Ya no volví a preguntar por el lago, jamás crucé el lindero del jardín. Dejé de pensar en lo que había más allá de Liltuna. Fuera, los vallados dividían el paisaje, y las palomas volaban por encima de las praderas. Me instalaba en la larga mesa de cocina entre Gustava y Hulda para la cena, y comíamos los nabos y la sopa de huevo, y el pescado frito que Krantz había sacado del agua parduzca; la sal de la carne blanca me picaba en el paladar. Podría haber bajado al jardín, con la cuerda arrastrando tras de mí sobre la hierba, y haber tomado el atajo a la pradera hacia el sendero que iba en dirección del lago. Podría haber vadeado hasta la otra orilla y luego atravesar el sembrado hasta la carretera, y llamar a las carretas y a los niños que jugaban en grupitos frente a las granjas que estaban más allá. El enmarañado muro de cerezo, aliso y espino blanco que rodeaba los dominios del doctor Eldh nunca se podaba. Con el tiempo Fanny me dejaba quedar durante horas en el jardín, o detrás del granero, donde jugaba con las muñecas y el caballito de madera, regalo de cumpleaños del doctor. Al darse cuenta de que no me escapaba, me dejó quedar cada vez hasta más tarde. La cuerda se ajaba colgando de mi cintura, se enfangaba por la humedad de la tierra. A veces Fanny tardaba horas en ordenarle a Krantz que fuera a buscarme, segura como estaba de que siempre regresaría antes de que cayera la oscuridad.

Durante mucho tiempo me pregunté la razón por la cual el doctor me mantenía en Liltuna, por qué me escondía de las carretas que pasaban a lo lejos y de los niños que jugaban en los cercados; ahora, en cambio, ya no me pregunto cosas como esas. Tambaleantes típulas sobre el verde cristal de la lámpara. El ojo redondo del reloj ensimismado en su propia eternidad. Tenía el cabello castaño y las palmas de niña abiertas, llevaba el vestido de lana rojo, amarillo o verde bosque cuando tocaba el piano por la noche, me enganchaba con la cuerda entre la enmarañada maleza del jardín. El sol sobre Liltuna pintaba la casona de púrpura y ámbar. Enjambres de mosquitos volando alrededor de los animales en la dehesa.

Había ocasiones en que el doctor ya estaba de mal humor al apearse del carruaje, entonces me daba unas palmaditas fugaces e indiferentes en la coronilla cuando yo lo esperaba en la escalinata y luego se encerraba en su biblioteca. Yo pegaba el oído a la puerta cerrada para escuchar cuando ponía en hora el reloj allí dentro, cosa que hacía invariablemente en cada visita: abría la pequeña contraventana de la esfera y luego la cerraba con un chasquido. Me figuraba que era ahí, en la biblioteca, donde se originaba el tiempo mismo, empezaba en el momento exacto en que el doctor ajustaba las manecillas para que los resortes se pusieran en marcha. Del mismo modo me figuraba que con su ausencia se disolvían las horas y los lapsos del tiempo, y nuevamente estaba yo en la infinidad del jardín, bajo los árboles, con las muñecas hechas jirones, ahí donde todos los acontecimientos se prolongaban en un solo largo instante.

De vez en cuando el doctor se mostraba irritado incluso durante mis clases, se quedaba quieto durante un largo rato con la mirada fija en un punto indeterminado fuera de la ventana, y yo seguía escribiendo en el cuaderno para no llamar su atención. El sonido del lápiz carraspeando sobre el papel llenaba la estancia hasta que de pronto se incorporaba de la silla, se ponía a andar impacientemente en círculos por la habitación, inmerso en sus pensamientos, hablando y gesticulando, como si discutiera con alguien solo visible para él: «Ese maldito advenedizo de mierda —exclamaba—, ¿qué se cree?», o cosas como: «Ese puñetero adulador piensa que sabe del prolapso uterino», o simplemente gritaba: «¡Canalla!».

En el jardín me entretenía lamiéndome los brazos para degustar la sal del cuerpo, me mordía los dedos y luego observaba las hendiduras oscuras de mis mordiscos, nunca captaba las interconexiones de los cuerpos, de cómo una cosa se entrelazaba con la otra. Me dedicaba a esperar al doctor, y cuando volvía yo leía su cara y sus gestos como si estudiara una corriente de agua imprevisible. Tenía la costumbre de poner a prueba lo que había escrito leyéndolo en voz alta, al tiempo que me lanzaba miradas desde su lado del escritorio para calibrar mis reacciones, y yo sonreía para contentarlo. Entonces le brillaba la mirada de satisfacción bajo los quevedos, y continuaba:

Sin un mínimo de exageración podemos suponer que ya en los tiempos de Trautmann en 1610 se realizó la primera cesárea, es decir, la primera intervención científicamente aprobada, y que por lo menos en dos mil ocasiones se ha practicado esta operación: es decir, cada vez que un representante de nuestro terreno de competencia ha observado que la liberación de un feto del cuerpo maternal, tanto en estado vivo como muerto y descuartizado, era inconcebible y, en consecuencia, ha tenido el coraje de sacar el escalpelo. Durante mi primera incisión, al descubrir que el feto quedaba aprisionado, como a ciegas en un saco, en el rincón superior derecho de la cavidad de la matriz, fui capaz de sacarlo bocabajo de la abertura, en el momento crítico y con la mano bajo el vientre fetal, pero más bien fue a causa del instinto que de la premeditación: el feto salió doblado y sobrevivió, aunque lamentablemente, al mismo tiempo, quedó huérfano. En nuestro terreno a menudo observamos la pesadez y los milagros de la existencia. Me atrevo a decirles que el reverso nacimiento virginal, del cual se constituye la incisión cesárea, no cabe dentro de las menores maravillas. Así pues, el cirujano afortunado puede hacerse a sí mismo autor tanto del parto como de la liberación humanos *par excellence*, algo que anteriormente estaba reservado a la mujer.

Desde que tengo memoria me veo sentada en la biblioteca escuchando al doctor cuando me leía sus anotaciones y los discursos para las reuniones de la Sociedad; después siempre me sonreía con esa especie de gratitud, como si se hubiese liberado de algo que yo nunca supe qué era. Alguna que otra vez rompía a llorar súbitamente, escondiendo su ancha cara entre los brazos, mojando la camisa, y supe enseguida que lo que quería era que yo estirara la mano por encima de la mesa para acariciar su enorme coronilla. «Que me perdonas —murmuraba—, dime que me perdonas, gatita mía.»

Cuando acababan los sollozos me miraba con los ojos enrojecidos diciendo mi nombre. Las pestañas lacias por tantas lágrimas y las mejillas manchadas y rosadas como las de un niño. En tales ocasiones, de nuevo me contaba la historia de mi Creación, de cómo él me había rescatado de las calles, dándome un nombre. Solía decir que yo le recordaba algo que nunca alcanzaba a entender qué era: la memoria de un sabor en la lengua, cielos de tormenta de la infancia, el olor de madera y piel en la cama que en verano él compartía con sus hermanos, los sonidos extraños de los animales mientras se movían por el bosque alrededor de la casona donde creció; le daba siempre la sensación de que lo estaban llamando.

Le coloqué la mano en la coronilla como quería y le dije:

«¿Cómo hacen dormir a los niños en la ciudad, doctor Eldh?».

Me miró con los ojos dulcificados por el llanto y respondió:

«Se los pone a dormir en la oscuridad del mundo, niña, en su espantosa frialdad».

El primer signo de enfermedad fue la ampolla derecha, que descubrí después del baño del sábado.

Grietas en el cielo estival, nocturnas nubes inquietas. En la oscuridad, los árboles del jardín parecían dedos quemados. Era una niña, había aprendido a quedarme dormida con el sonido del ramaje del serbal contra mi ventana; las estaciones llegaban y pasaban. A veces me entretenía contando los chasquidos y crujidos de la casa, que crecían y se acercaban en la oscuridad, hasta que todos esos pequeños ruidos de Liltuna se transformaban en una especie de claridad secreta dentro de mis sueños; imágenes luminosas que luego, al despertar, nunca recordaba. En las noches que no lograba dormir me sentaba en la ventana de mi cuarto a mirar al exterior hacia las dehesas. Allí abajo flotaban las sombras morosas de los animales sobre las colinas de hierba donde pastaban de noche, formaciones oscuras que se juntaban y se dispersaban sobre la titilante superficie grisácea.

Envuelta en la sábana, me inspeccionaba frente al espejo, el sudor hacía que mis trenzas gotearan sobre la espalda; el primer signo apareció justo encima de las costillas. Era una mancha rosada sobre la piel con una verruga abultándose en el centro; una pequeña ciruela pugnaba hacia fuera desde lo que antes solo había sido un círculo liso de color carne. Ahora era más bien como una ampolla que fermentaba y combaba la piel, como si mi propio cuerpo ya no pudiera mantenerse dentro; la verruga del centro tenía el aspecto de un mordisco. Me había afectado solamente el lado derecho, lo cual daba una impresión distorsionada y asimétrica.

Permanecí con la ampolla así durante un buen tiempo, mientras seguía vistiéndome como si nada. Comía las gachas de avena de Fanny, hacía mis tareas sin mencionar el signo de enfermedad; luego empezó todo de nuevo al otro lado, el izquierdo. Esta nueva ampolla era peor que la primera, y en adelante empecé a fajarme las dos. El mismo proceso se sucedió en otras partes, protuberancias laterales que crecieron el doble; por las noches percibía el olor a pescado que subía desde la pequeña herida ahí abajo entre mis piernas, esa llaga con su formación dispar y sus bolsillos de piel, que sobresalían entre las colinas ahora cubiertas por una pelusilla dispersa y suave, igual que el pelaje de los cachorros recién nacidos. El olor desconocido y el cielo estival nocturno me mantenían despierta. Al final ocurrió el sangrado.

Dejé de lavarme para no rozar con el cepillo de limpieza los lugares afectados y que la herida pudiera cerrarse de nuevo y dejar de sangrar. Descubrí enrojecimientos en el cuello y en la frente y nuevas inflamaciones: me fajé, esperando que el proceso se detuviera. Despedía un olor picante a causa del sudor rancio y de ese líquido agrio que salía de la hendidura; mis brazos estaban pálidos, como si las inflamaciones les estuvieran chupando vida. Arriba, en el porche, Fanny me seguía con la mirada mientras yo caminaba entre los árboles del jardín. Sentía la humedad brotando de las axilas y el rostro que se me encendía con cualquier emoción. Era mi cuerpo empujando hacia fuera, disparándose y saliendo de mí en cualquier ocasión: mientras jugaba al solitario sentada en el sofá junto a Fanny, o cuando bordaba o practicaba al piano. Por las noches me deshacía de los pololos manchados y los tiraba a escondidas en el armario del orinal; al despertar, el armario estaba siempre vacío, y la bacinilla limpia en su lugar. En la tina de la cocina, donde Fanny ya me dejaba sola para el baño, fingía lavarme revolviendo el agua sin sumergirme; me mojaba el cabello y me lavaba la cara con esmero. Luego envolvía mi cuerpo todavía sucio en la franela y salía de la cocina con los mechones húmedos sobre los hombros; al otro lado de la puerta me esperaba Fanny con una mirada taladrante. Me tendía el pequeño paño de algodón que ella había doblado y planchado y me lo hacía meter dentro de la ropa, entre los muslos, luego me anudaba con firmeza los cordones a las caderas.

Me hacía yo misma las trenzas, sacaba el aire del cuerpo y me apretaba las ampollas.

Todavía no tenía el Cetro que luego recogería para dominar a la Bestia, ese monstruo con aliento ardiente y sus siete Cabezas, ese último verano con el maestro.

Me vestía con los nuevos pololos que me dejaban en la cama, no tocaba la grieta de abajo, con sus labios hinchados que sobresalían del edredón de pelo; obligaba al cuerpo a regresar a su cuenco. Esperaba que el doctor Eldh volviera para curarme.

A mis nueve años, el doctor Eldh empezó a entrenarme con dictados de escritura cuando venía de visita. Nos sentábamos como de costumbre en la biblioteca, el escritorio de nogal despejado a excepción del lápiz y el papel en blanco. Desde el aparador, tras sus cristales ovalados, me miraban fijamente los retratos de sus hijas; encima, la negra pupila del reloj. Aprendí a coger el lápiz correctamente, aprendí la grafía, el doctor me permitía usar la pluma de acero y la tinta más fina. Sostenía la pluma con firmeza entre el índice y el pulgar, pulí mi letra imitando el estilo en arabesco del doctor, hasta que no podía distinguirse de la suya; me volví rápida con los papeles de secar cuando los tinteros se derramaban.

El doctor Eldh disertaba siempre de memoria en nuestras sesiones, caminaba entre los estantes medio vacíos y hablaba directamente al aire, como para nadie en especial. En cuanto callaba y se sumía en sus pensamientos, yo inclinaba la pluma en la esquina y la dejaba gotear mientras esperaba y observaba su rostro: las líneas finas, la cándida expresión, las arrugas meditativas de la frente. Podría muy bien haberme acercado mientras él estaba de pie buscando las palabras, podría haber inclinado mi frente hacia su pecho. En ciertas ocasiones me adormecía esperando y empezaba a chapucear con la pluma y el papel secante. Una vez se me volcó el tintero sobre la superficie blanca. Entonces el doctor me miró decepcionado y me obligó a empezar de nuevo. En el jardín se alzaban los álamos, con sus ramas anormalmente altas bajo el quebradizo gris del cielo. A veces Krantz nos lanzaba una mirada desde fuera cuando pasaba con el alazán frente a la ventana, o cuando se apresuraba a mostrarle a alguno de los cocheros la cama de huéspedes en la cabaña de labranza; sus ojos eran extraños y ciegos, y comprendí que el negro espejo de los cristales de las ventanas me hacía invisible a su mirada.

Alguna que otra vez el doctor sacó del cajón del escritorio la pelvis de la escuálida, sosteniéndola a la luz vespertina para que yo pudiera examinar su arco óseo. En una ocasión incluso me permitió tocarla cuidadosamente con el índice; la superficie gris blanquecina estaba lavada y brillante como una piel emulsionada y muy manoseada. En el informe para la Facultad de Salud, bajo una ilustración al carboncillo, había escrito lo siguiente:

> El objeto muestra una pelvis de constricción general de tipo femenino, aunque sin ninguna otra anomalía en la textura. Se pueden observar las siguientes desviaciones: las paredes laterales tienen un curso más directo de lo debido y chocan en la cavidad pélvica bajo un ángulo inferior al caso normal, el hueso sacro muestra un desvío significativo tanto en la forma como en la ubicación. Tiene una anchura normal entre el iliaco y el sacro, pero está aplastado por arriba y por abajo, de tal modo que su superficie frontal es un medio círculo casi completo en cada lado, en cuyo alrededor los hoyos esquineros forman bahías anchas y profundas que retroceden con fuerza.

De vez en cuando ocurría que me sentía desanimada en las clases, o cuando iba sola al jardín, y una especie de zumbido indescriptible se aglomeraba detrás de mis ojos. Me ponía los dedos sobre los párpados para que se aquietara el movimiento ahí dentro, me ensalivaba las palmas de las manos y me las pasaba por el cabello en dirección a la raíz de las trenzas desde los lados de la raya; Fanny siempre me hacía unas rayas increíblemente rectas. Apoyaba el peine en el cráneo y separaba la ondulación de un solo golpe; después el surco brillaba rojo y furioso. En ocasiones, cuando el doctor había regresado a la ciudad, Fanny se quedaba llorando en su habitación con un sollozo peculiar que le dejaba los ojos hinchados hasta el día siguiente. Nunca supe por qué. Y el doctor Eldh volvía siempre. Tan pronto como la carroza se divisaba en la carretera, Fanny tiraba de mí y se me echaba de nuevo encima con el paño, o aparecía corriendo con los zapatos de charol en la mano. Luego se paraba en la escalinata, con las manos sobre mis hombros; en ese momento se había puesto ya el rostro que solía mostrarle al doctor cuando llegaba, el que sonreía y entornaba los ojos. Debajo se escondían la sequedad y el extraño miedo de su otro rostro.

Después de darle la bienvenida, el doctor me invitaba a sentarme junto al escritorio de la biblioteca para transcribir el dictado. Me volví más y más rápida, cada vez hacía mi tarea con mayor destreza. Por momentos me imaginaba las caricias de elogio del doctor Eldh mientras me esmeraba con la pluma, me las imaginaba como migajas que uno lame de una mesa después de la cena de otros. Por lo general el doctor nunca me tocaba, a excepción del aprobatorio tirón de trenza cuando terminaba el dictado, o la leve caricia en la coronilla al llegar. Algunas veces, nuestros dedos chocaban un instante cuando me sacaba las cosas ricas de la bolsa marrón. La única vez que me tocaba de verdad era durante el examen anual, en presencia de Fanny: me ponía sus grandes manos encima y doblaba y apretaba mis miembros para inspeccionar mi desarrollo, me hacía cosquillas en la planta del pie para comprobar mis reflejos y me metía el instrumento plateado en la boca para examinar mi saliva, mientras Fanny se mantenía alerta y cerca, por si yo la liaba.

De todas formas, nunca causé problemas, me quedaba quieta sobre la camilla y me dejaba inspeccionar. Las manos del doctor eran tibias, casi inhumanamente secas. Yo abría la boca hacia el instrumento, me levantaba la falda y me arremangaba los pololos hasta el muslo para que él pudiera golpearme en las rótulas con el pequeño martillo de madera amarilla.

Primero tuve a las pelinegras, luego a Bédan.

Tengo todavía muy presente su imagen yendo en la tartana, allá lejos en la cumbre, el día después de que fuéramos recogidas en el lago, cuando se la llevaron de Liltuna; se volvió para el último adiós. El blanco óvalo de su rostro dentro del manto fuertemente anudado y el carruaje remontando la cima hasta desaparecer.

Después de que me privaran de las pelinegras, solía sentarme encima de la carretilla que estaba apoyada del revés contra la pared del patio. Me metía una brizna de hierba en la boca y observaba a Krantz y a Fanny cuidando de los animales. En realidad, no era tarea de ella, pero después de que se llevaran a las pelinegras y mientras todavía esperábamos a las nuevas, no había nadie más en casa para ayudar a Krantz con el ordeño. A veces me despertaba al despuntar el alba con sus movimientos en el patio y bajaba corriendo con el abrigo de piel de carnero echado sobre el camisón para ver. Fanny me dejaba mirar mientras ella entrelazaba las manos en torno a las grandes tetas manchadas, y tiraba. El sonido de orinar cuando la leche chocaba con el esmalte. Las vacas tenían siempre las ubres a punto de estallar y bramaban en los establos cuando entrábamos, pero Fanny no se afanaba por ello. Krantz me ofrecía una tacita de madera que había metido en el cubo lleno de leche y vapor y me hacía beber. El líquido amarillo y caliente se posaba contra el paladar con una capa resbalosa.

Sentada en la carretilla con la brizna de hierba, escurridiza por los restos de leche de la boca, me adormecía de nuevo mientras Krantz y Fanny iban y venían por el establo. Eso fue antes de que Hulda y Gustava llegaran a Liltuna y empezaran a ayudar a Krantz con las vacas mientras Fanny descansaba. Entonces ya no me permitieron volver allí de madrugada, pero, aun así, algunas veces corría escaleras abajo con mi abrigo hasta el primer piso; allí estaba Fanny, siempre al final de la escalera, y me dirigía esa mirada que me obligaba a subir de nuevo. Desde la cama oía a Krantz, a Hulda y Gustava, sus pasos crujiendo en la nieve, la voz baja y gorjeante de Hulda, ese exasperante canto de pájaro que no paraba antes de que la puerta del patio se cerrara. Pensaba en las pelinegras, en sus cantigas, en su pelo trenzado como una culebra y sus manos alrededor de mi nuca allá en el lago. En la leñera de la cocina mordisqueaba los bordes de pan duro en el desayuno con mis ojos clavados en el ajetreo de Hulda y Gustava, que cuchicheaban sin parar cuando removían el caldero o sacaban los huevos de la canasta y las pequeñas plumas de pollo se pegaban en sus delantales, pero en cuanto Fanny aparecía en la puerta con la caña chasqueando en el cinturón, guardaban silencio.

Hulda acostumbraba a susurrar al oído de Gustava, contándole sus pequeñas historias tontas con esa boca ancha y roja, un cotorreo que a ella siempre le encendía la cara bajo el gorro, por cierto picada de viruelas, pero Hulda no le hacía caso, sino que seguía trinando y jugueteando con esa voz de pajarito, abriendo y cerrando su inmensa boca con todos sus secretos.

Eso fue antes de que yo empezara a aplanarme las ampollas para que regresaran a sus cuencos y a deambular a hurtadillas por el terreno; fue allí fuera, en el jardín, donde las descubrí, por accidente. Las habían mandado a recoger frambuesas para la mermelada, creían que nadie las veía y esa vez no me hice notar, sino que me senté en cuclillas, escondida detrás del seto, dejándolas hacer lo que hicieran en su imaginada soledad. Hulda, rodeada de frambuesos, se comportaba como de costumbre, con el cotorreo de siempre al oído de Gustava, que, a su vez, enrojecía de nuevo debajo del gorro. Entonces, súbitamente, dejó de hablar y miró fijamente a Gustava con esa sonrisa ancha dibujada en el rostro, y le tomó las manos, y las apretó contra su propio cuerpo. En ese momento Gustava exhaló un gemidito y empezó a manosear torpemente las carnes de Hulda, esas carnes dulces que se hinchaban debajo de su ropa, todo mientras Hulda reiniciaba aquel gorjeo de pajarito. Y se pavoneaba, y soltaba su aliento cálido sobre el cuello de Gustava, que a su vez seguía palpando y manoseando, dejándose llevar y seducir por Hulda. Y de repente Hulda se había desabrochado la blusa, mostrándole a Gustava esos dos botones de carne que tenía, temblorosos a la luz del sol que se filtraba a través del follaje; no se parecían nada a las ampollas que yo fajaba por las noches. Sobre la piel blanca invernal de Hulda se apilaban unos círculos de un color rojo fresa suave, y en medio de ellos estaban las puntitas tiesas, levemente más oscuras. Gustava gimió, con las manos en el talle de Hulda, y se tambaleó como si hubiera bebido el vino de grosellas negras que guardaba en el armario el doctor, o como si caminara dormida. Pero aun así Hulda se mantuvo en la misma posición, con sus botones a la luz, ofrecidos a Gustava, y le hablaba y la atraía con la voz, cogiéndole el rostro con las manos, y lo apretó contra su propia piel desnuda que se entreveía en la rendija de la blusa abierta. Y, mientras tanto, ese gorjeo de pajarito que no paraba, a la vez que sonreía estúpidamente con aquel pedazo de boca que tenía, provocándola y dejándose frotar los botones. Y de golpe se subió la falda hasta el estómago y se dejó manosear ahí abajo por Gustava, que volvió a gemir, salivando y cayendo de rodillas entre los frambuesos, y con sus dedos sonámbulos toqueteaba a lo largo de los pliegues y orificios de Hulda. La herida rosada le brillaba entre las piernas como una loncha de cerdo crudo, arrojada entre montículos de cabello castaño. Solo entonces detuvo el gorjeo y se quedó en silencio un rato con los ojos cerrados, dejando caer la cabeza hacia atrás contra el tronco del árbol, y lo único que se oía era el gemido de Gustava, más el leve chapoteo de la humedad de las manos sobando la hendidura. Y así siguieron, hasta que Hulda, súbitamente y sin avisar, abrió los ojos de nuevo mientras le entraba una especie de temblor, y durante algunos segundos dejó vagar la mirada de un modo extraño entre los árboles; solo para luego, al instante, bajarse la falda ante la cara de Gustava. Después de lo cual se apartó y se cerró la blusa, abotonándose hasta el cuello.

Al levantar el cubo de frambuesas, que se había volcado en la tierra, mostró de nuevo esa sonrisita de pajarraco, antes de desaparecer entre la maleza.

Gustava se quedó sentada en el suelo, como desconcertada, todavía con la cara y las manos relucientes por la humedad de la hendidura de Hulda. Ya no gemía. Se quitó el gorro, tenía las trenzas revueltas en la nuca, y se limpió la humedad con la tela con tanta fuerza que la cara se le puso fea y jaspeada. Entonces me incorporé allí donde me había quedado detrás del ciruelo y me alejé. Manchas de sol que se disparaban por las ramas flotaban y temblaban sobre mi vestido.

Por la tarde, mientras descansaba en mi habitación, oía a la lechuza, y dormí con la faja apretada y la boca abierta a la oscuridad, llenándola con la imagen que guardaba de los botones rojos. En el sueño eran salados y agradables, taimadamente blandos, como viejas frutas deterioradas. Desperté al amanecer por el ruido de los pasos abajo, sobre la grava del patio; se oía el gorjeo durante un rato, antes de que la puerta del establo se cerrara.

Lo primero que conocí del mundo fue Liltuna, y Liltuna era del doctor Eldh. Él venía y luego regresaba con sus hijas a la ciudad, pero siempre estaba de vuelta después de algunas semanas. Solo una vez tardó más tiempo del acostumbrado. Fue cuando hizo un largo viaje al continente. Partió antes del verano y no volvió hasta que la nieve ya remolineaba sobre Liltuna. Entonces no regresó solo, sino que trajo al maestro en la carroza. El hombre estaba desfallecido, tenían que sostenerlo de ambos lados al sacarlo del compartimento del carruaje de trineo esa tarde invernal, el sobretodo manchado y con grandes copos de nieve.

La esforzada luz diurna de enero. Un zorro extraviado que resbaló con la escarcha nocturna del patio.

Antes de partir, el doctor vino una última vez para despedirse y darme clase. Era principios de junio. Llegaba con un estado de ánimo hilarante y las patillas pulidas; la melena peinada con aceite le daba el aspecto de un león reluciente de camino hacia los campos. Se sentó en la biblioteca con el pecho falso por encima del chaleco como un babero, con los baúles abiertos alrededor. Durante la clase se veía distraído, pero de vez en cuando sacaba dulces para mí, como para compensar. Guardó cuidadosamente los documentos y el tintero en sus compartimentos y estuches en la tapa del baúl, me explicó que pensaba estar lejos hasta antes de Navidad. Al día siguiente se fue. No volvería hasta después de Año Nuevo.

El oblicuo sol del verano chisporroteaba entre el ramaje del olmedo.

Julio pasó, agosto. En ausencia del doctor, corría descalza por el jardín, me tumbaba bocabajo en los escalones de la cocina, destripando hormigas con la uña del pulgar.

A menudo me sentaba junto al seto que crecía alrededor de Liltuna, jugaba con los soldaditos de plomo y la princesa de porcelana que me había regalado el doctor, construía castillos con piñones y ramitas. Comía acedera y masticaba raíces de regaliz del bosque, pintaba letras y animales en mis muslos y mis brazos con las yemas de los dedos untados de lodo. En ocasiones oía las carretas que pasaban fuera, tan cerca que algunas veces podía escuchar el roce de los cabestros contra la mordedura de los animales de tiro. Voces y chillidos de niños.

Dejaba correr los dedos sobre el espeso follaje de los espinos sin advertir de mi presencia al otro lado del seto; regresaba siempre a la casa antes del anochecer. Los prolongados crepúsculos que envolvían Liltuna estaban manchados de nubes.

Podía ocurrir, después de acostarme, cuando la oscuridad se espesaba y Fanny se había ido a su dormitorio, que reapareciera la imagen de las tijeras, y la oscuridad se convertía nuevamente en terciopelo oscuro que se podía cortar en extrañas criaturas. Y las criaturas cortadas por mi propia mano surgían de las sombras, zumbando alrededor de mí con sus tiras o dedos, y lo único que me ayudaba era repetir lo mejor que podía las historias sobre

Jesucristo que me había contado Fanny. Las criaturas se movían mudas a mi alrededor, callaban igual que la oscuridad de la que provenían, con sus extraños rostros sin bocas y ojos; parecían querer algo que nunca supe qué era, aunque había sido yo misma quien las había sacado de la oscuridad, como muñecos de cartón. En la cama repetía las palabras sobre el rugido de las trompetas y la Vara del Ungido que combatiría a la Bestia; entonces las criaturas se suavizaban un poco y conseguía dormirme. Pero en el adormecimiento llegaban sueños, al principio luminosos, ligeros, y surgía un lago como aquel donde nos habíamos bañado en verano en aquellos tiempos, días de calor. Y me venía la imagen de las pelinegras, que súbitamente aparecían en la otra orilla del lago, levantando las manos como saludando o tranquilizándome, o para indicarme que, si solo me atreviera a atravesar esa agua color marrón, ellas me esperarían. Pero entonces la imagen cambiaba y ya no distinguía si soñaba o estaba despierta, y el lago se transformaba, y ardía y crujía, y se levantaba de sus orillas como lava, como un fuego líquido. Y comprendí que me habían tentado, que me habían tendido una trampa, y que el monstruo que tenía que ser conducido al lago ardiente era yo. Y luego la cabeza me repiqueteaba, y abría los ojos, y luchaba por salir de esa duermevela que no era ni sueño ni vigilia, y el olor de las gachas del desayuno de Fanny penetraba desde la cocina, abajo.

Pasó agosto.

Llegó septiembre.

Los otoños en Liltuna siempre arrastraban consigo el olor de tejos muertos y frutas caídas. Andaba descalza sobre las agujillas de los abetos, no volví a meterme en los zapatos después de haber corrido y caminado sin ellos durante todo el verano, dejaba que las hormigas subieran por mis pantorrillas. Esperaba al doctor Eldh, que regresara para liberarme. Recibí una carta suya con sello del continente:

5 de octubre

¡Corazón!

Llegamos al hospital de la rue Jacob en el tibio anochecer, donde el doctor Beaufeu nos recibió con los brazos abiertos, después de lo cual nos llevaron al anfiteatro quirúrgico de la Escuela de Ginecología, a la que tantas almas adoloridas se dirigen actualmente para poner sus vidas en manos del honorable cirujano, buscando remedio para todo tipo de enfermedades relacionadas con el sistema sexual femenino: la masturbación, la ninfomanía, la ovaritis, la retroflexión del útero, etcétera. Sufrimientos tan frecuentes aquí como en el continente y que, de modo notable, aquí parecen haber sido librados de todos sus secretos. Muchas son las personas que en estos tiempos buscan curación en los hospitales modernos, donde tienen la oportunidad de confiar en las tijeras y los escalpelos, las sondas, los anillos, los espejos y las clavijas de doctores prominentes. Con tales herramientas no solo serán objeto de exámenes, quemaduras, corrosiones e incisiones, sino que también sus quistes, ovarios y tumores serán extirpados. A las ocho de la tarde se levantó el telón del anfiteatro quirúrgico, mostrando a una nerviosa joven sollozante con una intermitente respiración, la cual permitía al doctor Beaufeu penetrarla con la mano hasta el fondo del cuerpo sin ninguna resistencia. Después de este examen meticuloso fue anestesiada. Luego, desde los mejores asientos de la sala, contemplamos en directo la más excelente incisión de ovario nunca vista por ninguno de nuestro grupo.

Por las mañanas me despierto con el ruido de los niños jugando fuera del hotel, disfruto del té en el balconcito debajo del cual campea una rica vida callejera, carruajes apresurados, los negocios incesantes de las boutiques, y los caballeros y las señoritas desayunando frente a las pequeñas pastelerías. Los árboles de este lugar son hermosos e insólitos, extienden sus ramas cada vez más cerca del cielo, en tanto que sus follajes susurran a la brisa. Las manchas de sol sobre la pared encima de mi cama me hacen pensar en mi hábil gatita allí, en Liltuna. Bien, ¿cómo le está yendo? Espero que sea una buena chica con Fanny y los demás.

Saludos afectuosos,

Dr. E.

El cielo era liviano y amarillo, irreal. Hierba de invierno. El sol me quemaba el dorso de las manos mientras jugaba en el jardín. De nuevo, nevisca. Cielos que crecían y se diluían como leche aguada.

En las clases con el doctor siempre llevaba vestidos blancos o marineros; después de las sesiones subía a mi habitación, y para la noche me cambiaba las sencillas indumentarias por variantes más lujosas que el doctor me compraba a medida en las ciudades que visitaba. Una vez vestida, bajaba y me sentaba en el taburete delante del piano de mesa, y allí esperaba a que el doctor y Fanny se acomodaran en el sofá del salón azul a mis espaldas. Buscaba el punto firme en el pequeño orificio del centro del cuadrado descolorido en la pared detrás del piano, allí donde una vez estuvo uno de los cuadros del dueño anterior, hacía la corta pausa de introducción con los dedos descansando levemente sobre el teclado, y luego tocaba. Desde el vientre del instrumento me alcanzaban los ásperos ruidos de la invisible mecánica interior, la tensión de las cuerdas, el chirrido de la caja de resonancia. El piano era viejo, atrofiado por la humedad debido a la negligencia del dueño anterior. A veces las notas sonaban tan inseguras y discordantes que el doctor se incorporaba del sofá, venía hasta mí y ponía su mano sobre mis dedos para impedirme continuar. En la siguiente visita traía consigo al afinador desde la ciudad.

A diferencia de los cocheros, el afinador era siempre el mismo, y siempre llevaba un abrigo azul oscuro. Podía oírlo probando notas a través de la casa hasta dentro de mi habitación: ora impacientes, ora meditativas. Me lo imaginaba arrastrando el dedo a lo largo de las clavijas de afinación y las grietas de las teclas o las almohadillas de fieltro debajo de los pequeños martillos; luego oía el tintineo del juego de porcelana que los dueños anteriores habían dejado en Liltuna, cuando, una vez concluido el trabajo, el afinador tomaba té de saúco en el salón, junto al doctor Eldh.

Cuando el afinador nos había visitado en Liltuna con la suficiente frecuencia como para merecer confianza, también yo fui invitada al té y el doctor me pidió que interpretara alguna melodía alegre. Tocaba marchas, cancioncillas o sonatas, a veces él se sentaba a mi lado y tocábamos a cuatro manos. Cuando me daba la vuelta, el afinador aplaudía desde el sofá; tenía unas manos pequeñas y nudosas con bordes de suciedad en las uñas y unos ojos que refulgían como si contemplara un animal exótico. Siempre me miraba del mismo modo cuando venía de visita; a veces el doctor le concedía que me tomara la mano durante la despedida, cuando la carroza esperaba enfrente, y me permitía hacer una profunda y larga reverencia. Noté que al doctor no le gustaba cuando el afinador se quedaba mirándome fijamente durante las sesiones de piano; entonces me hacía subir a mi cuarto y no me permitía despedirme en la escalinata. Pasó bastante tiempo hasta su siguiente visita. Pero cuando el piano traqueteaba y las notas se volvieron oscilantes, el doctor trajo finalmente de nuevo al afinador.

A veces venía con pequeños regalos: una cajita azul con un collar de perlas falsas, un pequeño perro mecánico revestido con un pelaje de suave flequillo que girando una llave se podía hacer andar algunos pasos sobre la mesa antes de que cayera al suelo de espaldas, sobre la alfombra del salón. Ahí se quedaba un momento, tanteando en el aire como una indefensa araña gris, después de lo cual el afinador lo volvía a recoger con sus nudosos dedos y le daba cuerda de nuevo. A veces ocurrían cosas extrañas entre el hombre en su abrigo azul oscuro y el doctor, nubes transparentes que se balanceaban y se movían en el aire entre ellos.

Pero al final el afinador siempre era perdonado por lo que fuera que hubiese molestado al doctor, y pronto llegaba la carroza de nuevo y él se apeaba en el patio con el pequeño cofre blanco donde guardaba los instrumentos de afinación. Dependiendo del estado de ánimo del doctor, podía sentarme al piano y tocaba con el afinador sentado en el sofá detrás de mí, o bien me enviaba a mi habitación, o me indicaba que fuera con él a la biblioteca y que cerrara la puerta mientras el afinador estuviera en la casa. Entonces cogía la pluma de acero negra con los dedos de una mano y el papel secante con la otra, y acto seguido el doctor Eldh empezaba el dictado.

Fanny fue quien me enseñó a tocar el piano. Decía que en una vida anterior había sido poseedora del talento musical; aparte de eso, revelaba poco de lo que había hecho o lo que había sido antes de convertirse en el ama de Liltuna y aceptar la responsabilidad de mi crianza. Lo que más hacía era tocar salmos e himnos mientras yo seguía sus dedos sobre el instrumento del mismo modo en que se oye el impredecible trino del cuco en primavera. A veces ella iba con Krantz a la ciudad por la mañana temprano para comprarme cuadernos de partituras, asegurándose en tales ocasiones de que Hulda y Gustava me vigilaran. Cuando Fanny no estaba, cogieron la costumbre de atarme con la cuerda y luego se sentaban a hostigarme para que jugara a hacer el poni en la parte de atrás, debajo de los tilos. Para acabar con su incordio, daba una vuelta entre los troncos a cambio de alguna cosa valiosa: una horquilla para el pelo o una concha o alguna otra fruslería de las que guardaban en los abultados fardos con los que habían llegado de la ciudad o de alguno de esos pueblos más allá que yo no conocía. Entonces Hulda se reía con su ancha cara luminosa y Gustava le hacía eco. Cuando terminaba de correr, me sentaba apoyando la espalda contra el más alejado de los tilos, con el lazo todavía tenso en torno a mi cintura, para dedicarme al objeto intercambiado. Ellas permanecían sentadas en los escalones de la cocina y pelaban rábanos o iban a buscar pollos de engorde, dejando la cuerda enrollada en un gancho de la pared, aunque ya sabían que yo jamás me escapaba. A veces pasaban el tiempo jugando con la gata cuando estaba en celo e iba por ahí restregándose contra los nudos de los troncos del patio. Una vez la agarraron de las patas traseras con los guantes de invierno de Krantz, la gata sacudiéndose, arañando y maullando, hasta que los gatos salvajes se juntaron y se pusieron a llamarla desde el lindero del bosque; entonces ellas la soltaron. Luego se oyeron durante horas los maullidos de la gata en todo el bosque mientras los gatos salvajes se turnaban allí, bajo los árboles.

También podía ocurrir que Hulda y Gustava se aburrieran sentadas en los escalones de la cocina cuando me vigilaban, hasta que se adormecían. En esas ocasiones podría haberme desatado perfectamente e ir directa al jardín y por la pradera y al cercado más allá de Liltuna. Pero en vez de eso, me quedaba sentada contra el tronco del tilo mientras ellas dormitaban, me raspaba el borde de las uñas con la horquilla o acercaba la concha a mi oído: nunca me desataba.

Cuando la carreta regresaba en el crepúsculo, si Fanny había tenido éxito en la ciudad, traía consigo el cuaderno de partituras que había comprado barato en algún lugar y los días siguientes nos dedicábamos a practicar al piano. Fuera se encorvaban los árboles del jardín con el peso de las frutas que Krantz no alcanzaba a recoger. Fanny instaló el sillón del salón junto al taburete, ponía las manos sobre el teclado haciendo esa pequeña pausa y luego dejaba correr los dedos con una expresión ensimismada mientras la música se liberaba del instrumento. Cuando era mi turno y no lograba concentrarme en la lectura de las notas, ella golpeaba impacientemente con los nudillos la tapa levantada. Entonces dejaba que las yemas de mis dedos tocaran la agrietada superficie de las teclas y oía el toqueteo o los suspiros y bufidos de Fanny cada vez que cometía un error o una disonancia, y corregía los énfasis y la velocidad con sus reacciones. A veces fingía que había leído mal y volvía a empezar. Entonces ella apoyaba de nuevo los nudillos en la tapa y se inclinaba, a veces estaba tan cerca que podía sentir su áspero aliento del tabaco de mascar contra mi cuello y la indefinida fragancia de su piel. Cada vez que me perdía o que no podía mantener el ritmo, me castigaba con algunos golpecitos sobre los dedos con el cuaderno de partituras, tras lo cual yo tocaba con una claridad bendita. Por los chasquidos satisfechos de Fanny a mi lado, percibía a través de los tonos cómo degustaba la elevación de la música.

El doctor Eldh me tomó bajo su cuidado, me mantuvo en Liltuna como se guarda una perla, quizá me mantuvo allí simplemente porque podía. Me visitaba con frecuencia para llevarme en el carruaje por los alrededores a respirar el aire fresco, para garantizar que no me convirtiera en una ignorante sobre los países, los árboles y los nombres de las constelaciones, las bellas letras y el arte del cálculo; me visitaba para que le acariciara la cabeza cuando lloraba. Finales del verano que iba convirtiéndose en otoño. La clara luz de septiembre que llenaba los pulmones, el olor de los pinos. Los tordos que se arremolinaban en el serbal delante de mi ventana. Desde mi cama, por las noches, oía a Fanny atareada abajo, en la habitación, antes de acostarse, el sordo murmullo de sus oraciones nocturnas subía por la casa. Estrías de frío acercándose. En el lindero del bosque llamaban los zorros y al amanecer brotaban los primeros rayos del sol en mi cuarto. Los juguetes ya estaban tapados y yo había vuelto el armario de los muñecos contra la pared. Practicaba la escritura rápida en el pupitre, jugaba a la rayuela en el patio trasero, aunque ya era demasiado mayor para ello. Krantz se movía entre los chopos con la podadera, o andaba a lo largo de los surcos, sacudiendo la tierra de las patatas.

El alazán envejeció y compraron la yegua para la carreta nueva.

Me gustaba tumbarme de espaldas encima del tejado del cenador, esperaba las lluvias; lo que más miedo me daba eran los cielos vacíos, sin nubes. Me gustaba contar los cúmulos de neblina que pasaban flotando deshaciendo en jirones el azul infinito, me gustaba la lluvia; siempre permití que azotara mis vestidos, dejando que la humedad penetrase la ropa hasta la piel. A veces subía humo desde las fogatas que Krantz hacía para ahuyentar los enjambres de mosquitos alrededor de las vacas, grises columnas que se elevaban al cielo antes de disolverse y desaparecer. Yo me sentaba en la verja pintada de rojo mirando hacia las dehesas cuando por las noches Krantz encerraba a los animales en el establo, y seguía con la mirada el humo que ascendía hacia la nada.

A principios de otoño me dejaban ir al bosque con Krantz, Hulda y Gustava a recoger musgo para el ganado y dejarlo en pacas para el alimento de invierno de los animales; el mejor heno lo guardábamos para los toros jóvenes que Krantz traía de granjas lejanas para la monta de las vacas, a finales de primavera. Él me llevaba de la cuerda cuando cruzábamos los mojones, los hormigueros y los troncos caídos del bosque. Me había dado instrucciones de que volviera a esconderme entre los árboles en caso de que nos topáramos con alguien en el camino. Luego, ya entrado el invierno, Krantz me dejaba sentarme en el banco del establo para que viera a Hulda y a Gustava darles el musgo hervido a las vacas, que habían mezclado con hojas y boñiga, pero no les dábamos musgo a los corderos o los cerdos. Diciembre era una luz gris tenue a lo largo de los prados del horizonte. Krantz sentado a mi lado en el banco, vestido con un grueso abrigo de invierno que había forrado de heno por el frío, ocupado en untar de mantequilla de cabra los cabestros mientras las vacas devoraban su forraje. Después me miraba medio dormido a través del vapor de nuestros alientos, mis labios estaban tiesos de frío, y Krantz se deshacía del abrigo para envolverme con él.

Krantz nunca me permitió estar en las montas de primavera, sino que siempre me encerraban con llave en mi cuarto. El año de mi décimo cumpleaños, al acercarse el tiempo de monta, Gustava nos contó durante la cena que, en la hacienda donde ella había servido antes, uno de los niños jornaleros había sido empotrado contra la pared del establo por un toro joven que se había soltado. Durante un buen rato, ni los padres del chiquillo ni el dueño de la hacienda se habían atrevido a acercarse porque el toro embestía y destrozaba todo lo que encontraba. Así que nadie había podido contener al animal, que pisoteó al muchacho durante horas como si fuera un trapo y lo arrastró por el patio hasta que se le salieron los intestinos del abdomen. Y nadie podía fijar al toro en el punto de mira del rifle, hasta que alguien por fin lo consiguió. Pero entonces el niño ya estaba casi partido en dos, muerto desde hacía horas.

Así que me encerraban bajo llave y yo me sentaba junto a la ventana de mi habitación, observando el punto en la carretera a lo lejos que se hacía cada vez más grande hasta que se dividía en tres: el granjero vecino, Krantz y el toro.

Lo que más miedo me daba eran los cielos despejados. Sentada con mi vestido marinero al escritorio de nogal, transcribía lo que el doctor Eldh me dictaba:

Recuerdos y notas del servicio: cuando recién graduado de médico estuve destinado un tiempo en Malmö, me cayó por casualidad un caso memorable. Una mujer se había caído de un poni blanco en uno de los parques de atracciones de la ciudad; mientras estaba montada sobre el caballo, un perro suelto ladró de repente y el poni se desbocó. La mujer cayó entonces bruscamente del asustado animal y aterrizó con todo el peso de su cuerpo, que no era poco, directamente sobre la pelvis. La examiné más tarde en su casa, donde las sirvientas y un esposo afectado la habían acostado en una cama con edredones blandos. La paciente se quejaba de dolor en la zona lumbar, la pelvis y el recto, y de inmediato comprendí de qué podría tratarse (aunque en aquella época, si había algo que detestaba, era examinar los órganos femeninos). Me armé de valor y palpé el abdomen y la zona lumbar, después de lo cual logré determinar la retroflexión del útero debido a la desafortunada caída. Recordé entonces un consejo que recibí siendo estudiante de Medicina de un mentor mayor con respecto al útero dislocado: había que colocar a la paciente sobre los codos y las rodillas y luego introducir un dedo en el recto y otro en la vagina, y a continuación, con toda la fuerza, empujar repetidamente hacia arriba y hacia abajo: «¡Si esta acción no hace que todo encaje en su lugar, no habrá ninguna otra cosa que lo logre!», me había dicho el mentor. Le pedí a la mujer que adoptara esa posición; inserté los dedos uno y dos en sus cavidades. Inmediatamente encontré el útero y comencé a apretar, y de repente ya no noté nada dentro, solo un vacío, como si estuviera metiendo los dedos en una chistera interminable, tanto sin paredes como sin fondo. Entonces la mujer me miró por encima del hombro y exclamó: «¡Querido doctor, estoy liberada!». Al sacar mi mano de ella hubo una poderosa explosión, de la cual la mujer se disculpó varias veces, en particular porque el suceso aéreo no provenía del recto, sino del otro sitio. La comprensión de cómo una presión de aire puede penetrar el cuerpo femenino y forzar a un órgano entero a desplazarse de su posición me resultó asombrosa. Me daba la sensación de que ese cuerpo era un gran instrumento en el que mis dedos podían moverse en una u otra dirección hasta que una música sorprendente saliera de sus fuelles. En el camino de regreso a mi residencia oficial brillaba una verdosa luz helada sobre los edificios de la ciudad. Había logrado superar mi miedo juvenil a los órganos genitales femeninos.

Cielos plateados. La noche anterior a la monta acompañé a Krantz, Hulda y Gustava hasta el establo para verlos entrar en los compartimentos y hacer cruces de brea sobre el lomo de las vacas para que el toro no fuera demasiado bruto con ellas. La brea hacía que las vacas olieran menos y que el toro estuviera menos impaciente. Krantz tenía un contrato con varias de las haciendas situadas alrededor de Liltuna. Los toros que le prestaban eran jóvenes, nacidos en primavera y bien alimentados por los campesinos durante todo el invierno para que pudieran montar de manera satisfactoria; en otoño ya eran sacrificados, y acostumbrábamos a comprar la carne que quedaba para las fiestas navideñas. Un año me dieron un pedazo de oreja de uno de los toros de monta para jugar, la oreja era castaña clara y lisa, como de becerro. La puse en la caja de rubí rosa, entre los piñones que había recogido en el jardín. Si las vacas del doctor Eldh procreaban terneros, se vendían siempre a alguna granja vecina. Krantz no quería cuidar ninguna bestia, solía decir, además de todo lo otro que debía cuidar en Liltuna. Las crías eran recogidas pronto después de nacer y se transportaban en carretas, donde vacilaban con sus patas inestables sobre el suelo tembloroso del vagón; cuando le habían quitado a su ternero, la vaca lo llamaba durante días de pie junto a la verja. Ocurría también que las vacas se volvían complicadas al dar a luz, especialmente si se trataba de novillas. No se quedaban allí adentro para parir, sino que se separaban de los otros y daban a luz en soledad, y luego se volvían ariscas y salvajes y nadie podía acercárseles; mantenían apartado al recién nacido lejos de Krantz, que tenía que hacerles la pelota un buen tiempo en el establo para poder atrapar al ternero. Al final siempre conseguía engañar a la desobediente y quitarle el ternerito. Después, durante días, la vaca trotaba por el campo buscando y llamando a su cría.

Los toros de monta que Krantz traía de las granjas al llegar la temporada eran casi sin excepción la progenie de vacas distintas de las nuestras: rojos por completo o con calcetines y cabezas blancas, a veces tenían manchas negras y una fuerte cornamenta, esos eran los más complicados para la monta.

Yo me instalaba junto a la ventana de mi cuarto, ya tenía diez años, seguía con la mirada el carruaje a lo lejos, en la carretera. Krantz y el granjero habían colgado y atado un madero de abedul al cuello del toro para que el animal no se obstinara; hasta donde estaba sentada en la ventana, detrás de la cortina de encaje de Fanny, me llegaba el ruido sordo de las patas delanteras al tropezar con el troncón. El cielo era azul, sin nubes, una titilante infinitud. Observaba los hombros tensos de Krantz cuando entraba en el patio detrás del granjero y el toro de monta.

Gustava se veía pálida allí abajo, junto a la verja. Si se

notaba en el granjero el más leve comportamiento inadecuado, si echaba una innecesaria mirada hacia las ventanas de Liltuna, no volvíamos a utilizar la misma granja al año siguiente. Todo lo que ocurría en Liltuna era debidamente comunicado al doctor Eldh por Fanny, que durante la monta se detenía en la colina del patio con el tabaco en la boca a observar el espectáculo. Ese año el campesino supo comportarse y no fue remplazado. El toro, por su parte, no paró de causar problemas con el tronco que le habían colgado del cuello para amortiguarlo, hasta el momento en que Krantz y el granjero lo desataron, poniéndose luego a salvo para dejar que el animal entrara en la dehesa. Gustava caminaba dando vueltas ansiosas junto a la pared de la casona, con el rostro pálido debajo del sucio gorro, y solo cuando ya habían soltado al toro y la verja se cerró, estuvo lo suficientemente calmada para entrar de nuevo en la casa. Allí, en el piso de abajo, la oí andar pesadamente hasta el cuarto de las criadas, donde la esperaba Hulda para consolarla mientras lloriqueaba. Después subieron la escalera y entraron en mi cuarto, cerraron la puerta y se sentaron a mi lado; yo tenía una mejor vista de la dehesa donde ocurriría la monta. En tales ocasiones siempre eran amables y complacientes, me traían huevos cocidos y mantequilla, todo para convencerme de que les ofreciera un lugar con buenas vistas, y nos quedábamos observando al toro que entonces andaba entre las vacas. Y Hulda me apretaba contra su pecho y suspiraba de pavor frente a los avances del animal. Contra mi espalda podía sentir sus frambuesas y el aliento cálido con olor a leche agria y caldo de pescado, y los ojos de Gustava me fulminaban debajo del gorro, mirándome desde el borde de mi cama, donde estaba. Al principio el toro caminaba feroz de un lado a otro en la dehesa, como indolente o confundido; después, se volvía insistente. Krantz y el granjero recorrían a lo largo la valla de la dehesa, inspeccionando cómo marchaba la cosa allí dentro. Siempre era la vaca con el lomo más embreado la que el toro montaba con más fuerza. Pero, aun así, al año siguiente Krantz volvería a hacerles la cruz de brea en el lomo para que el animal fuera más clemente con ellas. Y cada año, sin embargo, arrasaba el toro con fuerza, apretando los traseros embreados de las vacas con sus patas delanteras, deslizándose sobre sus nudosas columnas, dejando caer de su funda entre sus patas traseras el delgado músculo como un resbaladizo cuchillo de carne, haciendo que las vacas mugieran abajo en la dehesa hasta bien entrada la noche. Lo mismo ocurrió también ese año. Y Krantz llevó al granjero de vuelta en el carruaje a su granja para que el toro pudiera hacer lo que había venido a hacer; nunca se invitaba al granjero a pasar la noche en Liltuna. Yo comía huevos con las manos pringosas de mantequilla junto a Hulda y Gustava mientras la tarde palidecía; en cuanto vieron a Fanny volver a casa después de la inspección de la monta, ellas se lanzaron escaleras abajo. Y en la cena de esa noche Gustava nos contó otra vez la historia del niño que fue partido en dos en la hacienda donde una vez le tocó servir, de cómo fue clavado contra la pared del establo y arrastrado de un lado a otro mientras los intestinos se le salían del abdomen.

La dehesa se quedó en silencio esa noche y el aire era tenso como antes de una tormenta. Me adormecí con el olor picante de la brea en la nariz y no desperté hasta que el sol estaba ya en lo alto. Para entonces, el toro había sido atrapado de nuevo y Krantz había vuelto a colgarle el madero de abedul para devolver al animal a la otra granja, y para las fiestas navideñas me darían otra vez el pedazo de oreja de ternero de color marrón. Sabor de huevos con mantequilla en las paredes de la boca. Al sol del amanecer centelleaban las gotas del rocío de la hierba cuando las vacas se levantaban después de la larga noche con el toro. Ese invierno llegó el maestro Valdemar a Liltuna.

Podríamos haber ido más lejos, Bédan y yo, aquella noche de verano. Podríamos haber sobrevivido comiendo hierba y coníferas, durmiendo entre las piedras, en hoyos que habríamos cavado debajo de los abetos, como los animales.

Entonces yo ya era la Fajada, fue la larga noche de la Escuálida. Y luego amaneció sobre el lago y apareció Krantz entre los árboles, para llevarnos de vuelta.

En el banco de abajo, junto al porche, estaban Hulda y Gustava pelando patatas ese día, observándonos llegar. Del dobladillo de la falda de Bédan goteaba agua, desde donde colgaba como un saco al borde de la carretilla. Tan pronto llegamos a la casa sentí que mis piernas se tornaban blandas y me caí.

Entonces Krantz me cogió en brazos y me llevó escaleras arriba mientras Fanny nos seguía con la sábana de lino apretada contra el pecho.

Me acostaron, me dieron gachas de avena, me liberaron del Cetro y de los pantalones de sayal, cerré los ojos mientras me lavaban el rostro, me quitaban el barro y me desfajaban. Me vistieron con un camisón de lino y los pololos. Moscas septembrinas moribundas entre los cristales, mis rodillas rozando la aspereza de la manta. Y luego, Bédan desaparecida, llevada lejos de Liltuna en el carruaje. Óvalo blanco.

Por las mañanas, todavía en la cama medio dormida con la cara vuelta hacia la pared, oía a Gustava cuando iba a vaciar el orinal de mi cuarto; una vez se quedó quieta respirando a mis espaldas, como si me estuviera esperando. «Cesárea», dijo con voz bajita e implorante, pero yo no contesté ni me di la vuelta; estaba esperando a la Escuálida, a que volviera de su larga noche para darme sus nuevas instrucciones:

«Y el que tenga el cetro apagará el fuego del dragón y será llevado al trono de los cielos...».

Al sexto día llegó el doctor Eldh.

Rendijas entre vigilia y sueño. La nieve llegó temprano y fue copiosa ese invierno, cuando llegó el maestro Valdemar a Liltuna. Costras de hielo. El frío crujía en las paredes. Me acostaba con tres mantas de lana, por las mañanas me dolía la punta de la nariz, se me ponía azul. En las noches más heladas, Fanny subía a dormir conmigo espalda con espalda para conservar el calor, y si yo, en medio del sueño, me giraba hacia ella, siempre me daba la vuelta, lo cual me despertaba, pero no me importaba. Cuando dormía con Fanny, los extraños seres recortados siempre me dejaban en paz, y mi sueño era vacío, sin imágenes, cristalino. El canto de la escarcha nocturna sonaba en los cristales de la ventana. El metal del trenecito de juguete y de las bailarinas de cuerda que me había regalado el doctor se volvía frío como el hielo. Él no vino en Navidad como había dicho. Cuando Krantz apareció en el pequeño trineo atado al sabino después de las compras en la ciudad, trajo consigo una postal navideña, escrita apresuradamente y con un sello de estrellas y rosas navideñas, que me entregó sin quitarse los guantes:

¡Feliz Navidad tenga mi gatita!

Pronto estaré con vosotros de nuevo en Liltuna. Mientras tanto, que la gatita disfrute del jamón navideño de Fanny y que rece con devoción sus oraciones.

Que Dios la bendiga,

Dr. E.

Cuando Fanny se cansó de subir a mi cuarto para calentarme, me permitió dormir con ella junto a la cocina, cerca del fogón de leña. Por cuenta de Gustava y Hulda, su cama había sido trasladada desde el dormitorio, así como el sofá para las criadas. No pasaba mucho tiempo hasta que el aire en la cocina se volvía sofocante y se llenaba de hollín a causa del fuego. Por las noches, antes de dormir, Fanny nos hacía arrodillar junto a la cama con las manos juntas para el rezo. El frío ascendía por las tablas del suelo a través de las jarapas, se metía dentro de las rodillas, haciendo estremecer la piel y acalambrarse las piernas. Recitaba el padrenuestro y los fragmentos indicados de los salmos; si por el frío me castañeteaban los dientes o si no me quedaba suficientemente quieta durante el rezo, Fanny me castigaba golpeándome con la mano abierta en el trasero antes de dejar que nos metiéramos en la cama. Hulda y Gustava en el sofá cama, rozándose los pies, y yo en la cama de Fanny, quien cada noche antes de acostarse nos leía sobre Jesucristo y el lago de fuego, adonde habría de ser arrojado el Dragón Tentador.

Por las mañanas me sentaba al borde de la cama con las piernas colgando, mientras Gustava me envolvía tobillos y pies con tiras de lana antes de ponerme las botas, forradas de paja, para poder ir a esquiar con Krantz entre los álamos del jardín. Cuando esquiábamos, él siempre me permitía ir delante sin la cuerda, trazando la pista. Una luz diamantina caía, atravesando los enormes gajos de hielo cristalizado que hacían pesar las ramas de los árboles. Krantz apestaba más de lo habitual, ya que en invierno solía dormir con los animales; incluso los corderos y las gallinas se metían con él en el establo. En el interior, el aire se volvía bochornoso y húmedo, las ventanas mugrientas se empañaban y, mientras él se calzaba, yo me entretenía escribiendo mi nombre con el dedo en el vaho del cristal. Su pelo estaba revuelto pese a que Fanny se lo cortaba durante las sesiones de limpieza de piojos, cosa que hacía con regularidad, igual que a nosotras. Si yo llegaba temprano al establo y lo sorprendía, siempre se levantaba de la cama con la misma cara culpable, y con movimientos torpes se ponía los pantalones de sayal mientras me lanzaba una mirada huidiza; bajo la camisa tenía su delgado palo erguido como un dedo indefenso, aunque intentaba ocultarlo.

Entonces me sentaba en el tronco de fuera a esperar a que se vistiera y miraba el blanco paisaje hasta que él aparecía listo con las botas de esquí y el gorro de pieles, caminando pesadamente sobre la nieve. A ratos, durante nuestro itinerario con los esquís, yo me empeñaba en entrar por los huecos más estrechos que se abrían entre los árboles, y cuando a Krantz le resultaba difícil seguirme solamente aceleraba, aunque al final siempre me daba alcance: entonces hacía siempre el mismo giro y se detenía delante de mí, bloqueándome el camino; en la comisura de sus labios temblaba una sonrisita triunfante.

Ya no me preparaba la pequeña pista vertiendo agua como solía, porque los patines se me habían quedado pequeños y el doctor Eldh no me había comprado otros nuevos, por mucho que los había anotado en mi lista de deseos. Me inquietaba que desde hacía un tiempo el doctor no me hubiera pedido ver la lista que guardaba en el cajón, y que tampoco me hubiese renovado los juguetes ni la ropa. Me sentaba en el pupitre de mi cuarto y practicaba la caligrafía y la escritura rápida, me fajaba el torso cada vez con más fuerza; cuando en la soledad de las noches me soltaba la faja, las ampollas se veían desiguales y plegadas contra el cuerpo como orejas de cordero. Anhelaba su retracción y su curación, confiaba en que mis progresos con la pluma y la caligrafía hicieran que el doctor volviera pronto. Cuando el frío era muy duro, la gata entraba en la cocina en busca de calor y Fanny le servía leche fresca en una bandeja desportillada y me sentaba junto a ella mientras bebía: metía el dedo en el líquido espeso para que me lamiera el dedo con su áspera lengua y sentía un calor peculiar y perturbador en la entrepierna.

Ese invierno, aunque dormía abajo con Fanny, empezaron a resurgir las figuras recortadas de la oscuridad; a ratos lograba domarlas y controlar el sueño, evitando que me atacaran, forzándome a despertar. Ese procedimiento me dejaba solo un alivio breve, hasta que otras imágenes aún más desagradables remplazaban las primeras. Si no eran las figuras recortadas, con sus lisos rostros empecinados, podía aparecer el lago, al comienzo envuelto en una atmósfera protectora, acariciándome con su agua color marrón claro, pero luego se convertía en un fuego voraz que me corroía los brazos y la cara. Otras veces el lago aparecía en forma de un ojo inmóvil que me miraba de un modo incesante, un agua indiferente de la que emanaba un latido, como un compás de reloj, que primero se oía débil pero después cada vez más fuerte, segundos inexorables que martilleaban; nunca supe si lograría despertar y domar la imagen o si me precipitaría dentro de ese ojo como en un abismo sin fondo.

La víspera de Navidad, Krantz llevó a Fanny, a Hulda y a Gustava a la misa de medianoche en el pueblo de al lado, viajaron en el trineo grande. Fanny se había puesto el abrigo de noche, el negro. De pie junto a la ventana de mi cuarto, la vi desaparecer detrás de la cumbre; me habían encerrado con llave antes de salir. Noche estrellada. El abeto podado en la escalinata. El Niño Jesús dormía en el pesebre que me regaló el doctor, pero sin las pequeñas luces doradas que Fanny había quitado antes de irse para que no me quemara en su ausencia; incluso había cerrado la chimenea. Yo removía distraídamente los juguetes en la habitación, oí al zorro aullando en el lindero del bosque, la brasa de la chimenea se fue apagando hasta que el cuarto quedó sumido en un frío áspero. Leí una y otra vez la postal de Navidad y la carta desde el continente que tenía guardadas en el cajón del escritorio. Me quedé dormida enrollada en la manta de lana sobre el suelo, muy cerca de la chimenea.

De madrugada entró Krantz y me llevó a la cama de Fanny en la cocina, y allí dormí otra vez con el cuerpo pegado a su nudosa espalda caliente. Cuando se levantó para ir al baño, oí a Hulda susurrar al oído de Gustava en el sofá cama. Le decía que al salir de misa había oído a la gente hablar de que el doctor Eldh ya había vuelto de su largo viaje en el extranjero. Que había pasado la Navidad en la ciudad, con sus hijas, en la residencia familiar. Qué curioso, añadió Hulda, que el doctor aún no hubiese ido de visita a Liltuna. Aunque, claro, era comprensible que uno quisiera pasar la Navidad con sus parientes y amigos íntimos después de un viaje tan largo; percibí el cuchicheo burlón en su voz, como si supiera que yo estaba escuchando.

Me dormí con el calor del fuego. Cada vez que Fanny me agarraba de los hombros para devolverme a mi sitio, me despertaba.

Llegó Año Nuevo, llegó enero.

Yo seguía esperando al doctor Eldh.

Si no conseguía dormirme aquellas noches, después de que Fanny me diera la vuelta, solía sentarme junto a la ventana envuelta en la manta de lana mientras los demás dormían. Veía al zorro deslizándose en el patio y al lince acercarse sigilosamente al establo, excitado por los olores de las gallinas y los corderos al otro lado del cercado. Cielo negro salpicado de estrellas. Media luna, inmóvil, sobre las casetas cubiertas de nieve. A veces venteaba de forma violenta en el patio, pero también sucedía que todo estaba completamente quieto, en noches claras con el edredón de nieve resplandeciendo a la luz de la luna.

Fue una noche así cuando oí el grito llamando desde fuera.

Provenía del jardín y sonaba como el llanto de un orco. Miré a los demás, pero nadie se movía, a pesar de que el quejido sonaba repetidamente; tuve miedo de que el sonido proviniera del interior de mi cabeza. Pero luego hubo una pausa, antes de que la invisible criatura irrumpiera con un último grito breve, después del cual todo quedó en silencio.

Esperé un rato antes de salir al pasillo a ponerme las botas y el abrigo de Fanny, cogí una linterna y abrí la puerta trasera de la cocina. Iba caminando con la nieve hasta las rodillas por la vereda cuando la puerta del patio del establo, que alguien había olvidado abierta, se cerró súbitamente con el viento e hizo que me detuviera. Entonces vi el rastro que iba desde el patio del establo por debajo del gran olmo hasta el borde del jardín, y el fardo tirado en la nieve, con su negra mortaja esparcida a su alrededor en el suelo. Cuando me acerqué con la linterna, vi que quien yacía junto al olmo era Krona, que se había desangrado formando un charco oscuro a su alrededor. Estaba tumbada de lado y su abultado estómago sobresalía por debajo del rojo pelaje, del trasero le salía la cabeza peluda del becerro por nacer. La pequeña cabeza todavía entornaba los ojos, estaba cubierta por las membranas de Krona, la chueca lengua azulada le colgaba oblicua por debajo del hocico; el becerro había sido estrangulado al salir, si es que no había muerto ya en el interior, en la oscuridad del cuerpo. Permanecí un rato allí con la linterna, mirándolos. La luz hizo brillar la comisura de los ojos de la cría, y vi que los de Krona brillaron del mismo modo, como si las lágrimas pudieran salir de los muertos, y lloraran.

Me quedé sentada en la vereda, la linterna parpadeó y se apagó, y otra vez nevó, y después amaneció; hasta que Krona quedó del todo cubierta por los grandes copos pulverulentos, como si el atuendo de un ángel la hubiese envuelto en su noche de muerte. Entonces se oyó un estrépito en el interior del establo y la puerta se abrió de golpe. «¡Demonios!», silbó Krantz, todavía aturdido, acercándose a zancadas hasta nosotros. La carita prematura del becerro, con sus párpados cerrados, ya oculta por el blanco cobertor.

Nevó copiosamente sobre Krantz toda esa mañana mientras se esforzaba arrastrando el cuerpo de Krona por debajo del olmo, empujándolo en la carreta y llevándolo de nuevo al interior del establo. Seguí mirándolo desde la ventana, sentada a la mesa de la cocina mientras comía mis gachas de avena y bebía leche caliente. La cabecita del becerro se bamboleaba por detrás, sobresaliendo del cuerpo de Krona, y la oscuridad se cernió sobre Liltuna hasta que el rastro del cadáver arrastrado por Krantz desapareció bajo la nieve.

Me gustaba cuando relampagueaba sobre Liltuna. Me sentaba sobre el montón de leña en el interior del cobertizo con los pies colgando. Mis pies estaban oscuros y tostados por el verano, le pedía prestada a Krantz la navaja de bolsillo y me raspaba la mugre de las uñas de los pies. Siempre que presentía la llegada del doctor Eldh, escupía en el dobladillo de la falda de mi vestido y me miraba en el pedazo de espejo que Krantz tenía en el establo, me frotaba la suciedad de la cara y metía los pies en las sandalias. Podía ocurrir que el doctor tardara, pero al final terminaba llegando. Hacía una corona con flores silvestres y me la ponía sobre las trenzas, daba vueltas evitando los estercoleros de Krantz para que los vestidos no se impregnaran de olor, me tumbaba bocabajo sobre el tejado del cenador y con la vista fija en la carretera. Cuando veía venir la carroza a lo lejos, en lo alto de la colina, siempre bajaba del tejado y corría a la entrada de la casa, junto a Fanny, que estaba esperándome en la escalinata si no había salido ya antes a buscarme con las sandalias de los domingos en la mano. Me entregaba a la paciencia mientras el doctor se apeaba y cerraba la puerta de la carroza de un golpe, le hacía una reverencia, recibía su caricia en la cabeza, iba a mi habitación y esperaba a que me pidiera bajar a las lecciones. El café de Fanny llenaba la casa con su aroma, y si me asomaba por la ventana del cuarto alcanzaba a oír el tintineo de la porcelana en la biblioteca cada vez que el doctor se llevaba la taza a los labios, sentado en la otomana. Le gustaba abrir la ventana de par en par, lo primero que hacía al llegar era dejar que el aire soplara en el interior después de tanto tiempo cerrado durante su ausencia. Ni siquiera a Fanny le permitía entrar a limpiar el polvo de los estantes y los óvalos de cristal de las fotografías de sus hijas cuando él no estaba. Se sentaba junto a la ventana con el café, sabía que yo escuchaba.

Después de un rato, me llamaba. Dejaba la pluma de acero sobre el escritorio de nogal con un ruido seco. Yo la agarraba de inmediato y mojaba la punta en la tinta y la apoyaba sobre el papel, alzaba la mirada hacia el rostro del doctor, esperando sus palabras. Fuera fluía el apacible cielo de verano. Me llamaba gatita, o muchachita o corazoncito, solo cuando se echaba a llorar decía mi verdadero nombre. El resplandor del relámpago, la demora del rayo antes de caer en el jardín. Él dejaba las ventanas abiertas para ventilar incluso cuando la lluvia irrumpía en el salón haciendo vibrar los cristales. Yo trazaba letras sobre el papel con la pluma mientras el agua se deslizaba por los marcos y formaba charcos en el suelo como al comienzo de una inundación. Pensaba en la luz bendita encima de Liltuna, en los corzos corriendo en manadas por el jardín en las tibias tardes, pensaba en el pedacito de hueso de la escuálida que estaba guardado, liso y manoseado, en el cajón derecho del escritorio del doctor Eldh. Apretaba la pluma entre el índice y el pulgar, trazaba las letras en líneas rectas sobre los papeles que me traía de la ciudad, escribía:

Acerca del arte del examen médico: Con palpación a dos manos en una visita domiciliaria podrá utilizarse como camilla una mesa sencilla cubierta con una manta. La paciente debe tumbarse bocarriba con las piernas dobladas a la altura de las rodillas y las caderas y los pies colocados en el extremo inferior de la mesa. Con una almohada atravesada se puede levantar la cabeza y la parte superior de la espalda. Debe retirarse la pretina del corsé, desabotonar el vestido, desatar todas las cintas hasta que la ropa interior pueda quitarse por abajo y el vestido por arriba con el fin de que el abdomen quede accesible. Después de observar la forma del mismo, se realiza una palpación general y percutiva sobre la superficie del cuerpo; si es necesario un examen interno, también se pueden utilizar pinzas, un espejo uterino, unos alicates o una cuchara afilada. Téngase en cuenta que, a la pregunta inicial sobre la última regla, las pacientes, por mala conciencia o por miedo a haberse contagiado de alguna enfermedad en el coito reciente o en la desfloración, a menudo dan respuestas que inducen a error y complican el examen. Existe, además, una odiosa variedad de pacientes, pero fácilmente reconocibles, entre las cuales, sin embargo, la persona experimentada ciertamente lidera el camino. Estos tipos son la locuaz, la modesta y la reacia. Las mujeres solteras son las que por lo general brindan mayor cantidad de información imprecisa, pese a que saben que será refutada en el siguiente examen y aun en casos tan obvios como cuando se introducen objetos extraños en la vagina, un fenómeno, de hecho, asombrosamente habitual. En tales casos, una vez causadas heridas o fisuras, pueden usarse cuchillos o alicates incandescentes. Los objetos hallados son numerosos y han sido introducidos para distintos fines y con diferentes razones, como la masturbación, la demencia, o para inducir un aborto criminal. Se han encontrado horquillas, sondas, catéteres, alambres, botes de pomada, partes de candelabros, trompetillas, rodillos, cabezales de pipa, cucharas, peines, estuches de tijeras, juguetes, bolas de ropa o de mantas, palos de madera, manijas de armario...

Cuando el frío golpeó el suelo de la cocina y Fanny fue a remover las brasas, haciendo un estruendo con los platos y los peroles junto a la estufa, Hulda se volvió en el sofá cama, donde estaba con los pies junto a la cabeza de Gustava, y me susurró que debería tener cuidado de no dormirme por si el espectro de algún crío muerto me arañaba con sus uñas sangrientas recién nacidas desde su tumba secreta debajo del suelo donde estaba mi cama. Luminosidad de invierno. Franjas azules contra el blanco granulado.

Crucé mis manos para la oración de la noche, escuché a Fanny leyendo en voz alta sobre el lago en llamas. Pasó enero.

Fue esa noche, después de que Krantz entrara dando zancadas para quitarse la nieve de las botas, al terminar la faena con Krona debajo del olmo, cuando Gustava, desde el cobertizo adonde había ido a por leña, oyó el trineo de caballos en el camino. Remolino de nieve, casi tormenta. Fanny lanzó una mirada a Gustava, que estaba en el pasillo de la cocina con el rostro encendido y sin aliento, y luego miró a Krantz, que todavía tenía las botas puestas y que volvió a salir con el candil en la mano para investigar. Sentí que el corazón me picaba en el pecho como un pajarito, una urraca hambrienta, dejé que mis dedos resbalaran por el borde de la faja, me arreglé la falda sobre el olor de pescado y muerte de la raja. Cuando el trineo se deslizó hasta el patio lleno de nieve, me situé junto a la ventana con Hulda y Gustava para ver. Nuestras sombras se proyectaron fuera, al otro lado del cristal. El cochero en el pescante tenía la espalda encorvada para protegerse del frío mientras sujetaba los caballos. La lona del coche se levantó y el doctor Eldh se apeó del trineo. Tenía las mejillas aún más redondas después del largo viaje y, bajo la chistera, las orejeras bajadas. La escarcha le había mordisqueado las cejas y la barba, no pude distinguir la expresión de su rostro. Señaló con la mano a Krantz, quien dejó el candil en la escalinata y ambos se inclinaron hacia el interior del coche, los vimos de espaldas cuando empezaron a sacar algo de dentro y a tirar de ello.

Luego, en la nieve del patio, y sostenido por los brazos de Krantz y el doctor, apareció el hombre a quien llamaban maestro Valdemar, con la cabeza desgonzada colgando bajo esos bucles de color oro. Los ojos ocultos aún por el cabello, no llevaba sombrero. Con gran dificultad avanzaron hacia la casa con el de los bucles tambaleándose y resbalando sobre la nieve pulverulenta. El hombre llevaba unos zapatos de gala con unas mugrientas polainas por encima. Cuando estuvieron más cerca oí cómo el desconocido reía y lloriqueaba y hablaba de un modo extraño al oído de Krantz y del doctor, quienes no respondían, sino que miraban al frente con los rostros contraídos, ligeramente encorvados bajo el peso del de los bucles.

Cuando subieron algunos escalones, el hombre levantó de repente la cabeza y su rostro ebrio se hizo visible. Sonreía como atontado, y me miró directamente a través de la ventana con sus verdes ojos vidriosos bajo esas pestañas rubias, sin que quedara claro si me miraba a mí o a través de mí; por un instante me devoró la oscura infinitud de la pupila. Cuando Fanny abrió la puerta cayó nieve en el pasillo; luego corrió delante para sacar sábanas y mantas del armario y, mientras Krantz y el doctor entraban con el de los bucles en el pasillo de la cocina, ordenó a Hulda y a Gustava que fueran a buscar la cama y encendieran la estufa de cerámica de la biblioteca.

Mientras calentaban la estancia, el desconocido permaneció tumbado en la cama de Fanny en la cocina, donde lo habían tirado. De espaldas, con los brazos extendidos sobre los bordes de la cama y la boca abierta, durmiendo ya. Me senté en el banco junto a Krantz y el doctor Eldh, comí la sopa de ternera de Fanny, los dedos del doctor estaban rojos y agrietados por el frío. La nube de la barba, el perfil impenetrable. Bebió el último sorbo de la sopa; no me había hecho la habitual caricia en la cabeza al llegar. Una vez terminada la cena, se acercó a Fanny, intercambiaron algunas palabras inaudibles de espaldas a mí, y yo me incliné más hacia la sopa antes de que el doctor se alejara para acostarse en su habitación, ya calentada para la noche.

El hombre al que llamaban maestro Valdemar seguía dormido en la cocina con las polainas mugrientas y los brazos extendidos en cruz. Observé la línea del mentón imberbe y las mejillas arreboladas por el frío; el sueño producía un movimiento irregular en los párpados cerrados de ese rostro finamente delineado. Después de haber terminado el plato de sopa, Krantz se incorporó y sacó de la cama de Fanny el cuerpo inanimado. Lo arrastró hasta la biblioteca, donde lo dejó caer sobre las sábanas limpias de Fanny, le retiró las polainas húmedas y sucias y los zapatos de gala. Me detuve junto a la puerta y estudié los pies, pálidos, cubiertos de pequeños remolinos de pelo, que brillaban áureos a la luz de los candelabros. Los dedos de los pies se veían largos y graciosos, casi como dedos de manos. Las uñas estaban recortadas. El de los bucles resoplaba ligeramente en sueños, como un caballo o un párvulo. Cuando me acosté contra la espalda de Fanny en la cama al calor de la cocina, quedaba todavía en la colcha el olorcillo a brandy y a agua de rosas del desconocido. Sonido de ratones hurgando y correteando en los armarios. Esa fue la primera noche.

Los sueños que tuve en mi cuarto de niña nunca fueron los mismos, pero se parecían. A veces era el ojo de fuego donde latía el pulso del reloj hasta que el ruido me ensordecía, o eran las pelinegras saludando desde el otro lado del agua, o eran las descarnadas criaturas que lanzaban garras y pezuñas en torno a mí sin que pudiera defenderme, puesto que era yo quien las había sacado de la oscuridad como si fueran muñecos de tela o de papel.

Incluso había otros más tranquilos, pero también recurrentes. En uno caminaba por la casa inexplicablemente sin muebles, y en medio del salón brotaba de repente del suelo una extraña planta: era rosada y negra, con grandes hojas aterciopeladas, y en el mismo instante en que me inclinaba a recogerla se desmoronaba en pedazos, dejando mis dedos untados de una ceniza húmeda. En otro, estaba de pie en medio del campo de patatas cuando en el horizonte lejano aparecía una figura humana, pero cuando empezaba a seguirla desaparecía, y donde el cultivo acababa solamente había una blancura, un espeso vacío granuloso, y cuando llevaba la mano a lo blanco me desperté. En un tercero tenía un escalpelo en la mano y estaba cortando un cuerpo indefinido que tenía una fina piel sobre los huesos y las vísceras cuyos nudosos contornos se percibían vagamente. Cuando el corte que hice fue lo suficientemente grande, metí la mano directamente en el agujero y del interior del cuerpo recogí frío puro; en el mismo instante en que saqué la mano se había cubierto de escarcha y hielo y, al doblar un dedo, se partió la mano entera, quebradiza como un delicado trozo de cristal.

El doctor Eldh se quedó solamente una noche después de haber traído al de los bucles a Liltuna, antes de regresar al trabajo en la ciudad y con sus hijas. Niebla en el jardín, había dejado de nevar. La mañana siguiente a su llegada se sentó en el salón, donde le sirvieron el té de jazmín y los bizcochos de Gustava con un poquito de mantequilla y compota de membrillo, y llamó a Fanny y le dijo que cerrara la puerta tras de sí. Vestida con calcetines dobles, me quedé en el pasillo, me senté un momento en el suelo con *La flora* y el cuaderno mientras escuchaba las voces de Fanny y el doctor allí dentro, sin distinguir las palabras. El maestro Valdemar seguía durmiendo debajo del reloj, envuelto en las pieles de Fanny. Cuando me cansé de escuchar a hurtadillas, salí de la casa. Hice tres muñecos con la nieve nocturna que había quedado después de atenuarse el frío y luego los destruí a patadas uno tras otro; los carboneros se juntaron junto a las migas de pan que había usado para los ojos y la boca. En el interior de la casa, bajo la lámpara de araña del salón, se perfilaba el rostro de Fanny frente al doctor, que daba la espalda a la ventana; tras los cristales empañados solo se veía la parte trasera de su cabeza, cubierta por la melena plateada. Me dirigí al establo, donde Krantz estaba sentado en el banco de fuera, ya con las botas atadas; se lo veía molesto o con un trazo de lástima en la cara, no supe muy bien cuál de las dos cosas.

Me tendió el par de esquís, un regalo de Navidad que el doctor me había traído el año anterior, luego arranqué por la pista, sobre la nieve que se había endurecido rápidamente y se había vuelto lisa y suave, y esquiamos toda la mañana de un lado a otro del jardín. Desde la distancia vi cómo la lámpara verde alumbraba la penumbra de la biblioteca, mientras fuera, en el banco debajo del porche, el cochero estaba recostado contra la pared, esperando al doctor; tras la nube de humo, levantó la mano con la pequeña pipa para saludarnos cuando esquiamos de regreso a la casa. El sol se ocultó de nuevo entre las nubes mientras la nieve brillaba sosa y granulosa en el crepúsculo.

Luego, en la escalinata de la entrada, recibí la caricia de despedida del doctor, cuyas manos estaban enguantadas y distraídas. Ni siquiera me había pedido que me sentara en la biblioteca o que tocara algo al piano, no me había dicho que entrara y comiera con él en el salón. Sonrió de forma rutinaria y ausente mientras se acomodaba en el trineo: «Adiós, gatita —dijo—, nos veremos pronto». Luego dejó caer la lona sobre la abertura del trineo, que hizo un giro en el patio y desapareció. Brecha de luz al borde del cielo antes de que la oscuridad arrope a Liltuna. Por la noche, ante la larga mesa, comí sin ganas la sopa de huevo mientras Fanny organizaba la bandeja con el plato de manitas de ternera y servía en una copa un chorrito de vino de grosella negra, para luego llevarlo todo cuidadosamente a la biblioteca; era la cena del de los bucles. Me quedé dormida con el sonsonete de la sofocada conversación de Hulda y Gustava en el sofá cama, no pensé más en los nuevos esquís que el doctor había olvidado regalarme.

El de los bucles durmió una semana en Liltuna antes de que Hulda y Krantz viajaran al pueblo en el pequeño trineo para hacer la compra. No hacía ningún ruido, la biblioteca permanecía en silencio, pero desde fuera podía verse por la ventana que la lámpara seguía ardiendo incluso durante el día. La luz del amanecer era brumosa y gris cuando Krantz cargó el trineo que había aparcado junto a los escalones de la cocina con las canastas y los sacos vacíos. Nieve endurecida. Hulda me miraba fijamente desde el pescante, el rostro se le veía blanco y redondo como una luna burlona asomando por el grueso chal de invierno con el que se había dado varias vueltas alrededor de la cabeza.

Un poco más tarde, y con los mitones puestos, me senté al piano para practicar; el piano hacía ruido y chirriaba de un modo desagradable, hacía mucho ya que el doctor había hecho venir al afinador. Fanny entraba y salía de la biblioteca con los platos llenos sobre la bandeja a las horas de las comidas, cada vez con el cuidado de cerrar la puerta y con la bandeja vacía cuando regresaba a la cocina. Al final de la tarde regresó el trineo y me senté en los escalones de la cocina para observar a Krantz descargando las canastas ya llenas mientras Hulda se demoraba bajo el manto detrás de los sacos de harina como si estuviera chupando un caramelo invisible. Me lanzó una mirada con un gesto enigmático mientras Krantz la instaba a que se pusiera en marcha de una vez por todas, que saliera para ayudar. Entonces supe que tenía algo importante que decirme, noticias traídas de la ciudad.

Más tarde, en la cocina, cuando se había sentado en el banco junto a Gustava para desplumar los pollos y Fanny había ido a ver al de los bucles, Hulda dijo de repente que, por cierto, haciendo la compra allí, en la ciudad, había oído unas cuantas cosas interesantes del de los bucles. Luego hizo una pausa con el desplume, dejó caer los párpados mientras una sonrisa socarrona le atravesaba el rostro y los tirones de plumas se volvieron lentos y burlones. Me balanceaba con el coxis sobre la pila de leña donde estaba sentada junto a la puerta con las botas puestas, fuera estaba oscuro como boca de lobo y el tronco de madera ardía y crepitaba en la estufa.

¿Y qué fue lo que Hulda oyó cuando fue a hacer la compra?, había preguntado Gustava con los ojos levemente abiertos en el silencio que surgió, y después agregó que si la amable Hulda sería tan amable de contarlo de una vez por todas antes de que explotara.

Entonces Hulda se pasó pensativamente la punta de la lengua por una de las comisuras de la boca con cara de gato pendenciero y arrastró las palabras como si saboreara y chupara algo dulce antes de decir que, al parecer, el de los bucles era un caballero distinguido e importante de Copenhague. Y que el otoño anterior había llegado de visita a la ciudad. Y que ese caballero que se hacía llamar maestro Valdemar era de una clase notable y peculiar. Pues, según lo que Hulda había podido concluir después de escuchar a gente que conocía y con quienes estaba familiarizada en el mercado, el extranjero se había hecho célebre casi de inmediato después de llegar a la ciudad. Y que se había dado a conocer a todos y cada uno, tanto entre la gente distinguida como entre la gente común; sí —me lanzó una mirada a través de la cocina—, muchos amigos y conocidos había conseguido el maestro, entre ellos el doctor Eldh, que, aparentemente, según lo que Hulda había llegado a comprender, había regresado de su largo viaje ya en septiembre. Aunque por lo visto no había viajado a Liltuna enseguida, sino que se había quedado en la ciudad el otoño entero con sus hijas y con el tal maestro Valdemar, su nuevo amigo.

Miré de reojo a Hulda, pateé la leña con los talones. Ella descansó las manos en torno a su pecho de gallina un minuto antes de decir que ese maestro que ahora dormía en la biblioteca del doctor era, según los rumores, amigo y preferido de la corte de Copenhague, donde había obtenido un puesto como director de la orquesta de la Ópera Real, o era pintor de la corte (aquí las habladurías divergían). Gustava se acercó más.

Y Hulda contó que, cuando iba por los puestos del mercado junto a Krantz, alguien le había dicho que nadie sabía con certeza si el de los bucles se hospedaba en la ciudad para descansar de sus éxitos en la corte o, si como algún otro decía, porque se había enemistado en Copenhague, y que entonces estaba huyendo o, como aun otros decían, no es que fuera amigo de la corte, sino un conde franchute y además soltero, pero casi todo eran habladurías inconexas y sin confirmar. Los ojos de Hulda brillaron y chupó el caramelo. «¿Y entonces?», exclamó Gustava. «Pues —dijo Hulda—, a finales de otoño y a través de conocidos que había hecho en la ciudad, ese tal maestro Valdemar había conseguido que lo instaran a dirigir un arreglo de orquesta de los mejores de la ciudad.» Hulda tragó saliva, y se disponía a continuar cuando se oyó un golpe de puerta en el pasillo y un instante después apareció Fanny.

La madera me sajaba el trasero, fuera brillaban las estrellas y sentía un ardor picante bajo la piel al pensar en el de los bucles y el doctor Eldh, oleadas de inquietud quemando y disparándose por mis miembros. Hulda dejó de hablar mientras Fanny se ocupaba en los quehaceres de la cocina antes de ir a la cama. Me bebí la leche, me desvestí y me puse el camisón, metí las trenzas en el gorro de dormir. Acostada debajo del cobertor en la cama de Fanny sentía los ojos burlones de Hulda en la nuca, y cada vez que yo la miraba, ella me evadía con la sonrisita pegada a la cara.

Solo cuando se acomodó bajo las mantas en el sofá cama junto a Gustava mientras Fanny había ido al retrete, siguió contando. Su voz sonaba ronca y ansiosa mientras casi murmurando dijo que el de los bucles realmente parecía un señor singular e inusual en todos los sentidos. Pues cuando fue invitado a dirigir la orquesta en el salón musical de la baronesa Gyllenclou, que solían frecuentar los caballeros de la Sociedad Científica haciéndose compañía y bebiendo ponche después de sus reuniones, nadie había levantado una ceja, sino que lo dieron todo por sentado; el de los bucles mismo había dicho que era un destacado director de Copenhague, y llevaba consigo muchos diplomas y méritos.

Y después ocurrió lo siguiente: aquella noche, mientras las damas y los caballeros y miembros de la Sociedad llenaban el segundo piso y la orquesta en pleno afinaba sus instrumentos, el de los bucles iba de un lado para otro con la baronesa y recibía a los espectadores. Se paseaba por los pasillos entre las sillas dispuestas en la sala con ambas manos enguantadas de blanco entrelazadas a su espalda, en tanto que inclinaba la cabeza hacia uno y otro de los recién llegados, casi como si fuera el anfitrión del evento. Al principio, la baronesa lo había seguido con una mirada confusa por su comportamiento tan inusual, pero luego al parecer se había resignado, mientras el de los bucles continuaba paseando por la sala como quien inspecciona el desarrollo de todo: quiénes estaban, si se encontraban cómodos en sus sillas y que la sala se llenara a satisfacción. Después, al terminar sus deberes, el de los bucles había avanzado con paso resuelto por el pasillo para instalarse delante de la orquesta, de espaldas al público.

Allí, se había quedado inmóvil, con las manos a lado y lado del cuerpo, sin batuta y con los párpados caídos. El cuchicheo del auditorio iba bajando a espaldas del de los bucles, que parecía cada vez más una estatua, hasta que el murmullo y los carraspeos desaparecieron por completo y en el salón se hizo el silencio salvo por el frufrú de los fracs y los miriñaques. Hulda pudo saber todo aquello en detalle porque una sirvienta conocida suya que trabajaba esa noche y que en ese momento estaba de pie con la bandeja llena de refrescos junto a una de las paredes le contó que se había originado una atmósfera muy peculiar en el salón debido al extraño comportamiento del de los bucles; el hecho de que permaneciera tanto tiempo allí en la misma posición, con los ojos cerrados, dejando que el instante se alargara de tal modo que pareció interminable.

Los rostros de los músicos se veían tensos al principio y luego expectantes mientras dirigían la mirada al de los bucles y se aprestaban con los instrumentos; al parecer, el de los bucles había rehusado ensayar durante el día, apelando a su integridad artística, y se había presentado en casa de la baronesa solo unos minutos antes de que se iniciase la noche. Pero cuando, después de ese interminable momento, y pese al silencio, el de los bucles no se movía ni daba el menor indicio de tomar impulso, algunos de los músicos de la orquesta comenzaron a mirar de un lado a otro, hubo uno que empezó una risita, pero la sofocó de nuevo y después, durante un rato, nada más ocurrió: el de los bucles siguió allí imperturbable entre el auditorio y la orquesta. Y los instrumentos habían rasgueado y sonado ligeramente y, por accidente, un arco había rozado las cuerdas de un violonchelo, después de lo cual el violonchelista parecía aterrorizado, y durante un buen rato tan avergonzado que se quedó mirando sus zapatos de gala. El silencio se había vuelto denso e incómodo, y se oía el frufrú aquí y allá en el salón, y habían comenzado a correr escalofríos por la columna vertebral de la amiga de Hulda, no solo por lo llamativo de la situación, sino porque los brazos le dolían terriblemente mientras continuaba sosteniendo la bandeja allí de pie. Entonces, al fin, el de los bucles, como tras una señal invisible, empezó a levantar despacio las manos en el aire, abriéndolas como coronas o garras, y las dejó elevar sobre su cabeza casi como si llevara un bebé, había dicho la amiga, levantándolo hacia la luz del candelabro de cristal, como hacia un sol. El silencio era ya insoportable, porque nadie en la orquesta ni entre el público había visto antes semejante forma de dirigir, si es que era eso lo que estaba haciendo el de los bucles. Y parecía un poco ido, ¿no?, cotilleó la servidumbre más tarde en la cocina, y era un poco desquiciado aquello de las manos del tipo, ¿no?, alzándose con tanta devoción al cielo como si sostuvieran un tesoro. Sí, había algo demasiado ufano y casi como fingido en el salón de la baronesa, decían en la cocina, pero nadie sabía realmente qué. Porque mientras el de los bucles estaba allí de pie así de fatuo, los señores estaban como hechizados en sus sillas, y algunos se habían quedado boquiabiertos y se abanicaban con las plumas mientras seguían los movimientos del maestro del mismo modo que la gente fina hace cuando se ha esperado mucho lo inesperado y singular. Entonces, el que estaba ante el piano, con una expresión de miedo en el rostro y la mirada fija en el de los bucles, tocó repentinamente el primer acorde. Y el resto de la orquesta lo siguió con cautela. Para entonces, el de los bucles, aún con los ojos cerrados, había empezado a pintar en el aire y a agitar las manos de una manera nunca vista: si eso representaba un gran arte u otra cosa distinta era una pregunta inútil. Pues a continuación se interpretó la pieza con una fuerza que hizo retumbar las paredes del salón Gyllenclou. Y a la amiga de Hulda le dolían espantosamente los brazos, y los aplausos parecían no querer terminar cuando el de los bucles finalmente se volvió hacia el auditorio inclinándose a lado y lado en incontables reverencias. La amiga no había podido dormir en toda la noche debido a la emoción y al dolor en el hombro. Y detrás del maestro estaba la orquesta, con el sudor brillando en el cuero cabelludo y una expresión de confusión en los rostros. Los suavemente cincelados rasgos del de los bucles también brillaban bajo la lámpara de araña y los ojos verdes emitían destellos debajo del arremolinado flequillo.

En la cena que siguió, cuando la amiga se apresuraba con los demás sirvientes para atender a todos entre las mesas, el de los bucles se había instalado en una conversación animada y amistosa con los comensales, y ella se percató de que había un aura fuera de lo común a su alrededor.

Ya entrado el frío, el maestro dirigió la orquesta en el salón Gyllenclou de la baronesa. Y cada vez la música era más hermosa. Y cada vez el de los bucles rehusaba participar en los ensayos preliminares. Durante el día se lo veía caminar por la ciudad con el sombrero de copa en la cabeza en compañía de alguno de los miembros de la Sociedad o algún otro caballero, inmersos en conversaciones bajo las nubes celestes, ya era noviembre, casi diciembre. Llegaron las nevadas.

Y para Navidad, la amiga de Hulda aceptó hacer un servicio extra para la fiesta de la mansión de los Eldh, y pudo encontrarse de cerca una vez más con el de los bucles.

Había mucha algarabía y muchos invitados, y cuando ella iba con las bandejas y los platos por los salones a la hora del coñac, después de la cena, había vislumbrado súbitamente al de los bucles en medio de un enorme grupo, con el doctor Eldh y sus dos hijas a su lado, contándoles sus experiencias allá en la corte o alguna otra cosa singular que decía haber experimentado en sus viajes al sur del continente. El hombre que se hacía llamar maestro Valdemar despertaba fascinación entre las jóvenes, según pudo apreciar la amiga de Hulda. La compañía femenina se aglomeraba a su alrededor, lo que parecía agradarle mucho al doctor Eldh, que bebía su ponche sentado en la gran butaca de piel, en un rincón del salón, mientras escuchaba al de los bucles, quien por su parte de vez en cuando atravesaba el salón con sus ojos verdes y una sonrisa encantadora en pos de la mirada del doctor. Tenía el hombre una naturaleza tal, dijo la amiga, que si uno lo conocía quedaba como hechizado. En una ocasión, yendo ella a la cocina, pasó cerca del doctor y el de los bucles, que conversaban y fumaban junto a la ventana abierta. Daban la impresión de divertirse y emanaban complicidad. Y la amiga, de paso, oyó que el doctor decía algo como que los científicos y los compositores se parecían entre sí en varios aspectos, sobre todo en la búsqueda de lo desconocido a la que ambos habrían de someterse. Y que la diferencia entre el cuerpo humano y el instrumento fabricado no era tan grande como se podría pensar:

ambos requieren el toque preciso y una gran agudeza mental de su liberador para que sus mensajes puedan ser capturados y transmitidos al mundo como un conocimiento nuevo y extraño. El de los bucles había dado unas rápidas caladas a su cigarro y había asentido con la cabeza detrás de la fumarada.

Después de aquello se lo había visto varias veces de visita en la mansión de los Eldh durante las vacaciones de Navidad. Una y otra vez se sentaba con las hijas del doctor junto a la chimenea para jugar y contar historias, se decía que se había convertido casi en un hijo allí, en la casa de los Eldh.

Hulda guardó silencio.

Tragué saliva.

Ráfagas de viento atravesaron el patio haciendo que un postigo se levantara y golpeara, Fanny no había regresado todavía del retrete.

Hulda ya no susurraba al contar que luego, de repente, había ocurrido algo con el de los bucles, un poco después de Año Nuevo. O, al menos, eso afirmaba la amiga. Lo que había ocurrido era que una noche no se había presentado como se lo esperaba en la mansión Gyllenclou. Y tampoco los días siguientes. Habían enviado varios recaderos al piso donde vivía, que regresaron diciendo que las luces estaban apagadas y nadie había abierto la puerta. Y en las cocinas y en el mercado corrieron entonces otras habladurías, tales como que el de los bucles, tanto en otoño como en invierno, después de haberse hecho tan popular en la ciudad y haber obtenido tales éxitos y haberse codeado con los caballeros más distinguidos, había empezado a moverse por su cuenta durante las noches del otoño que se convertía en invierno. Que se quedaba hasta altas horas en bares y posadas, que buscaba calor en las tabernas baratas, hasta que muy pronto cualquier peón o jornalero sabía quién era el de los bucles. Y se rumoreaba que pasaba las noches en compañía de dudosos camaradas y chicas en el piso donde había sido instalado a costa de sus simpatizantes, pues había tenido trato constante con ellos durante su estancia en la ciudad, uno de los cuales, se decía, era el doctor Eldh. Y que una vez un peón amigo de Hulda había pasado por debajo de las ventanas del piso y había oído que sucedían cosas extrañas dentro, cosas de las que uno prefiere no hablar ni repetir. Pero el peón se había detenido y había mirado hacia arriba, pues los ruidos lo hicieron pensar que quizá fuese alguien que necesitaba ayuda, y vio que una mano enguantada de blanco salía por la ventana para cerrarla, con lo cual los sonidos se habían ensordecido, pero aun así sonaban inquietantes: como si alguien allí dentro aullara, triste o suplicante o medio sofocado, o como si el de los bucles tuviera animales en su piso.

Pero qué habría que decir de esto, aparte de la normal cadena de habladurías en las cocinas y en los puestos del mercado. Y luego llegó esa noche entrado el nuevo año, cuando el de los bucles no apareció y en adelante dejó de presentarse en las reuniones de la baronesa, mientras que en su piso estaban las cortinas cerradas tanto por la mañana como por la tarde.

A partir de entonces nada más le contaron a Hulda ni la amiga ni el peón.

Pero dijo con una voz chillona y triunfante desde el sofá cama que no importaba, pues ella de todos modos lo había averiguado por su cuenta y había hecho cálculos de cómo había transcurrido todo. Puesto que justamente el otro día, cuando el doctor había llegado con el maestro Valdemar a Liltuna, ella había metido un *pretzel* en su falda en la cocina para ofrecérselo al cochero, junto al cual se había sentado un rato en el banco, donde el mismo coche estaba estacionado, fumando su pipa mientras esperaba que el doctor le ordenara que lo llevara de vuelta a la ciudad. Y así, mientras él se comía el *pretzel*, pudieron hablar un poco, con lo cual ella pudo hilar una cosa con otra.

Daba la impresión de sonreír allí en la oscuridad. Antes de continuar y decir que la noche en cuestión el doctor había contratado a ese mismo cochero, con muy poca antelación y con la promesa de un buen pago, para ponerle la cubierta al trineo y llevarlo desde la mansión de los Eldh directamente a la vivienda del de los bucles. La nieve de enero sobre la ciudad se había vuelto pulverulenta y la nevada arreció como si se acercara una tormenta, y el cochero estuvo esperando al doctor en el trineo en la calle frente al piso de huéspedes. Primero el doctor había entrado por la puerta de la casa y solo unos minutos después salió otra vez, cruzó la calle y llamó al cochero, quien lanzó algunas monedas a un par de críos que pasaban a cambio de que le echaran un ojo al trineo. Luego corrió detrás del doctor subiendo la estrecha escalera hasta el piso del de los bucles. Dentro estaba oscuro, todas las luces apagadas; al principio el cochero no veía nada, pero cuando los ojos se le acostumbraron a la oscuridad logró distinguir que todo el apartamento estaba revuelto y vio al de los bucles tirado en el suelo de la sala. Parecía sucio, pero iba vestido de gala de pies a cabeza, se reía ahogadamente y farfullaba para sí. El doctor no dijo una palabra, tan solo le indicó al cochero que lo cogiera de las axilas y lo levantara. Luego el propio doctor lo ayudó sujetándolo por uno de sus brazos y entre ambos lo bajaron a la calle. Allí, lo metieron en el trineo lo mejor que pudieron y le echaron una piel por encima para abrigarlo. El cochero vio que la cara del de los bucles tenía un tono azulado y oscuro por el brandy o debido a alguna otra cosa que no sabía qué era.

Y luego el trineo se deslizó por las callejuelas entre remolinos de copos blancos que atestaron el aire hasta que salieron de la ciudad. La oscuridad se apretaba espesa sobre la carretera y los faroles del trineo rebotaban con los baches del camino y a cada giro, y el resplandor amarillo caía sobre la nieve en grandes manchas espasmódicas.

Duermo con el cuerpo pegado a la chimenea, he sellado la ventana para impedir que entre el frío. Ciertos días entra el sol invernal desde los tilos a través de los resquicios de las cortinas, haciendo brillar las partículas de polvo que remolinean en su camino al suelo, formando columnas de luz.

Aves nocturnas.

Cuando el doctor Eldh venía de visita, a veces me sentaba cerca de él y mirábamos los árboles y las dehesas a través de las ventanas abiertas de la biblioteca; yo debía de tener cinco años, seis, siete, ocho, nueve. Los pétalos de espondilio se sacudían con el viento en el jardín inglés. Amarillo tras la luz turquesa del día.

Durante esas sesiones junto a la ventana, el doctor se veía a menudo melancólico o pensativo. La dureza del banco me tallaba el trasero debajo de la falda, pero no me movía. Si el salón estaba en penumbra y la luz que entraba desde arriba era lo suficientemente intensa, podía girarme para ver el cristal del reloj de pared. El reflejo que surgía del recuadro de la ventana parecía una miniatura de Liltuna, un fresco minúsculo ligeramente torcido por la forma abombada del cristal, enmarcado en la caja dorada de arabescos y conchas, pequeñas hojas puntiagudas y rosetones. El oro se descamaba en los bordes de la madera por la humedad, pero el doctor nunca hizo venir a artesano o relojero alguno de la ciudad para revisar el reloj, sino que lo dejó descascararse. Miré de reojo por encima de su rostro mientras él oteaba la dehesa y un trozo del campo a través de la ventana; siempre trataba de imaginar qué gestos o qué preguntas preferiría el doctor, y si me quería lejos o cerca de él.

«¿Por qué caen las hojas del abedul en invierno pero no las agujas del abeto, doctor Eldh?», le pregunté.

«Debido al paso del tiempo y la naturaleza distinta de las cosas y los entes del mundo», contestó evasivamente.

«¿Cuándo deja el niño de ser un niño?», pregunté.

«Cuando el infinito se le escapa», respondió el doctor.

En esas ocasiones en que me cogía de la mano y llamaba al cochero y le pedía que nos llevara a los parajes alrededor de Liltuna, siempre subía la capota del carruaje para que nadie me viera desde fuera. Ponía sobre mis rodillas el viejo libro de *La flora*, para que pudiera comparar las ilustraciones del libro con las plantas que veíamos en los márgenes por los que pasábamos. Algunas veces le ordenaba al cochero detenerse en algún prado y nos tendíamos sobre la alta hierba. Entonces yo iba a recoger pequeños ramos de flores y plantas del prado que luego, al regresar de la excursión, metía entre las páginas de los libros de las enciclopedias de medicina de la biblioteca del doctor Eldh. Las planchaba y luego las pegaba aplanadas en los cuadernos que el doctor me traía de la ciudad. Él se recostaba contra una roca envuelto en su abrigo y se adormecía sobre el prado mientras yo daba vueltas por ahí cogiendo hierbas; desde la distancia estudiaba su ancho rostro dormido. El sueño del doctor solía ser inquieto, rápidos movimientos imprevisibles surcaban los grandes rasgos enarcados y hacían girar los globos oculares bajo la fina piel de los párpados. Un poco hacia abajo estaba Liltuna; los tejados de teja de la casa principal resplandecían con el sol, el establo, las casetas y los estercoleros de Krantz, y el ganado lechero echado en la hierba en la dehesa.

Podría haberme levantado y haber llamado al cochero, que dormitaba en el pescante con una brizna de hierba en la boca, haberle contado algo sobre Liltuna y la biblioteca y el reloj de pared y mi Creación. Entonces, tal vez, se habría quedado boquiabierto del horror y me habría tendido la mano y me habría dicho que subiera y después me habría llevado en el coche lejos por los caminos mientras el doctor seguía tumbado, durmiendo en el prado. Continué juntando y atando los pequeños ramos en el prado mientras el doctor dormitaba, me acomodé el sombrero de campana para evitar que la luz del sol cayera directamente sobre mis ojos, no fui a llamar al cochero. Esperé que el doctor abriera de nuevo los ojos; cuando él dormía, siempre me daba la sensación de que el tiempo se detenía. Cuando al fin despertó de su siesta, me miró con una sonrisa adormilada y ladeada, como la de un arrepentido, y susurró mi nombre con un tono sorprendido, como si la palabra le viniera del sueño a modo de un enigma recién resuelto. «¿De verdad que me perdona? —podía decir entonces con aquella voz gangosa—. ¿Seguro que me perdona? ¿A que sí, gatita...?»

Lo miré sin entender, con los ojos entornados por el brillo del sol. Le sonreí y le tendí el ramo.

Entonces se mostró aliviado y de nuevo animado, dio un tironcito a mi trenza y se incorporó; se le habían arrugado los pantalones y el trasero se le había manchado de tierra y hierba, y volvimos en la carroza a Liltuna. Al anochecer, cuando él había regresado ya con sus hijas, dormí en mi habitación con la cabeza llena de campanillas y margaritas, tréboles, espigas, rocíos, sonajeros, claveles, cebollas, madreselvas, espondilios, clavos de olor, orquídeas, verónicas, orejas de ratón, nomeolvides, anémonas, gencianas, pirolas, ásteres, consueldas, linos vírgenes, cardos, menta, polígalas, cardenchas, violetas...

El frío se atenuó. El doctor todavía no había vuelto después de aquella noche en que trajo consigo al maestro Valdemar. El crepitante fogón de leña al estallar las ascuas. Fuera, los surcos del arado tajaban la tierra como monótonos barrotes en una reja. Pliegues de nubes de tiza blanca sobre un cielo amarillo brillante. Me deslizaba en la última nieve sobre los trozos de madera de Krantz como en un pequeño trineo, los carámbanos caían del techo y goteaba en el barril de lluvia, me ordenaron volver a dormir en mi propia cama, en mi habitación del piso de arriba. A veces percibía movimientos en el interior de la biblioteca cuando me ocupaba de mis asuntos y pasaba cerca de la puerta cerrada, se oía algún objeto caer, pasos en la alfombra; cuando me encontré con Fanny mientras salía con la bandeja, me lanzó una mirada que me hizo volver a subir. La desnuda hierba invernal estaba enredada y gris por el peso de la capa de nieve que ahora se había derretido, los sauces calvos y negros en el jardín. Recogí palitos de leña y los puse a secar en la estufa, construí un laberinto de ramitas en la colina; ya no me sentaba con el cuaderno frente al pupitre ni practicaba la caligrafía. Los vestidos que el doctor Eldh me había comprado en sus viajes estaban rotos, me apretaban en la espalda cuando por las noches me sentaba al teclado a petición de Fanny. Tocaba cancioncillas y valses con los mitones puestos, todavía era crudo el frío en la casa, las teclas estaban heladas, pero se calentaban en cuanto más diestramente las tocaba. El piano gangueaba, el doctor no venía, menos aún el afinador. Los días pasaron. Fanny se afanaba yendo y viniendo por el pasillo con la bandeja repleta de piernas de cordero y estofado de patatas, jamón y sopa de hígado, luego la taza de café con una pizca de ponche. En las cenas, Hulda me contemplaba desde el otro lado de la mesa con su sonrisa de pájaro bailoteando en las comisuras de la boca. Chapoteaba en la nieve blanda del jardín, dejaba que la falda de lana se me mojara hasta las rodillas. La luz del sol se derramaba en el patio y en mi habitación.

Llegó marzo.

Una tarde, cuando regresaba del jardín, vi al maestro Valdemar debajo del porche. Estaba sentado en una de las sillas, envuelto en una de las frazadas de Fanny, y tenía una taza de té humeante en las manos. No lo había visto desde aquella noche invernal de su llegada. Los dedos de las manos eran largos como garras, iguales que los de los pies. Aparte de eso, se lo veía demacrado y pálido. Me siguió con sus verdes ojos mientras me acercaba a él por la pendiente en dirección a la casa. «Toca de maravilla», dijo en el momento en que pasé lo suficientemente cerca; la voz sonó clara e inusual y las palabras luchaban con un indicio de acento. Me detuve e hice una leve reverencia en su dirección antes de entrar por las gachas de avena. Cuando me senté a tocar el piano de nuevo esa noche, pude oír el compás del reloj de pared desde la biblioteca, donde ahora la puerta estaba entornada, y supe que el tiempo se había puesto de nuevo en marcha. El hombre que se hacía llamar maestro Valdemar caminaba en el interior de la estancia, parecía que hurgaba entre los montones de papeles del doctor, en los manuscritos y los estantes medio vacíos, leve tintineo de porcelana. Traté de imaginarme su rostro, la espalda estirándose ahí donde estaba, los bucles rodeando la frente, quizá se sentara durante unos instantes en el banco donde solían indicarme que me acomodara para las lecciones. Pensé en cuando era yo la que estaba sentada junto al escritorio de nogal frente al doctor Eldh, con la pluma de ganso y los perfumados papeles, pensé en el ojo torcido del reloj, inclinado hacia su propia eternidad. Dejé descansar los dedos sobre las teclas del piano, me había quitado los mitones, pese a que el frío de marzo todavía roía las paredes, y después toqué.

Cuando aún era muy pequeña, me regalaron un corderito. Fue en la época en que todavía me sentaba en el regazo de Fanny por las noches en el porche para que me diera de beber la leche caliente, y aún no había empezado a sacarme de su cama, o a leerme desde la mecedora al lado de la mía sobre Nuestro Señor Jesucristo, para sofocar mis gritos. Todavía dormía envuelta en el denso olor a tabaco y lavanda de la piel de Fanny. Andaba cerca cuando ella se dedicaba a alguna tarea, me agarraba a su falda pidiendo que me cogiera en brazos, y Fanny me levantaba y me cogía. Me sentaba con el conejito de trapo y la muñeca con miriñaque de seda junto a sus pies mientras ella se sumergía en el bordado, y cada vez que quería estar en sus brazos, ella dejaba de lado lo que tenía en la mano. Luego me regalaron el corderito. Fue Krantz quien llegó con esa pequeña criatura negra en los brazos una noche, preguntándole a Fanny qué hacer con ella. Era un corderito muy pequeño y curiosamente delgado que primero había sido rechazado por la madre y luego por las otras ovejas del corral, que tenían crías. Fanny levantó el corderito que colgaba indolente del pliegue del brazo de Krantz mientras balaba débilmente, después me dijo que ahora éramos nosotras las que tendríamos que ser las nuevas mamás del pobre animalito. Tenía una lana oscura y brillante, casi azul, los rizos cubrían el huesudo cuerpo con un diseño adornado, regular y exquisitamente formado. Fanny me lo mostraba diciendo: «Mira, niña, cómo Dios crea todo lo bello y complejo de este mundo». Me sentaba con el cordero en el porche y le daba la leche que Fanny había vertido en un pequeño frasco de vidrio en cuyo extremo había colocado una tetina. El sol iba desapareciendo bajo el tejado medio hundido de la leñera y la luz del crepúsculo caía amarilla, tibia y extraña sobre el cordero y sobre mí allí, en el porche. Bebía la leche solo por momentos, apartando de vez en cuando su desganada cabeza peluda, a veces mirando fijamente hacia el jardín desde donde estaba sentado en mi regazo, como si esperara algo. Lo dejaba en el suelo del porche y el corderito daba unos pasos en la alfombra, pero luego se quedaba echado sobre el trasero de nuevo y balaba y no quería moverse más. Cuatro noches me quedé durmiendo en la cocina con Fanny mientras el corderito dormía en un bulto de mantas que ella le había organizado junto a nosotras en el piso. Fanny dormía como un ceporro en la cama, pero yo despertaba cada vez que el corderito balaba o se movía allí abajo, entonces tendía mi mano desde la cama y la ponía sobre el cuello torcido del animal y lo acariciaba hasta que se callaba. Al quinto día, cuando desperté, vi que no estaba en su camita. Y Fanny me dio gachas de avena y me vistió con delantal y me hizo las trenzas mientras yo le preguntaba qué había pasado con el corderito. Finalmente, con el rostro cerrado y distante, me dijo que todo lo bello que había en este mundo no siempre tenía el don de vivir: «Es triste, niña, pero no hagas más preguntas». No me contenté con su explicación, fui todo el día tras las nalgas de Fanny y le pregunté por el corderito hasta que se hartó y me mandó sentarme lejos, junto al fregadero de la cocina, pero entonces me tiré sobre la alfombra arrugándome el vestido y grité durante un largo rato, llamando al corderito. A Fanny se le contrajo el rostro, dejó lo que tenía en la mano salvo la cuchara de palo, avanzó con tres grandes pasos y me dio una reprimenda. Por la noche, acostada en mi habitación, lloraba por el corderito y por Fanny, que me encerró con llave y luego se fue a cenar con Krantz abajo en la cocina. Oí el pájaro carpintero en el pino, grité hasta quedarme ronca, finalmente me dormí sin quitarme el delantal, que al amanecer estaba húmedo y pegajoso cuando Fanny regresó. Se sentó al borde de la cama de espaldas a mí y ahí se quedó un momento, el sol matinal jugueteaba sobre su nuca y el moño deshecho, donde unos mechones de su cabello gris moteado se habían soltado. Y se volvió hacia mí y me acarició un poco la frente y las mejillas y dijo: «Pobrecita, que esta vida no está hecha para una niña». Y me alzó de la cama, me quitó la ropa sucia, deshizo y recogió las sábanas pegajosas y me llevó escaleras abajo hasta la cocina y me metió en la tina de baño. Deshizo mis trenzas y me vertió agua caliente con el cucharón. Había puesto las gachas de avena a fuego lento sobre la estufa para esperarme. Fuera, el pájaro carpintero comenzó a picotear los pinos de nuevo, y el sonido resonó y se mezcló de un modo extraño con el del agua que hervía a borbotones mientras el sol se movía lentamente sobre el suelo. Luz coralina. Me lavaron, me secaron, me dieron de comer: no pregunté más por el corderito.

Algún tiempo después, cuando Fanny ya había empezado a echarme de su cama para dejarme dormir sola arriba, el corderito de repente empezó a llamarme por las noches, desde el patio. Al principio me tapaba los oídos con las almohadas, pero fuera el corderito balaba alto y estridente y no había forma de acallarlo. Al fin bajé en calcetines y camisón y busqué y busqué al corderito que me llamaba con tanto desespero sin dejarse ver en esas noches de verano, hasta que llegué al establo. Allí estaban las ovejas apretadas con la camada de corderos que ya se veían crecidos y feos, me miraban fijamente y sentí como si estuvieran escondiendo a mi corderito a su espalda solamente con el fin de torturarme. Y abrí la puerta y me metí por detrás de las ovejas para buscarlo, todo el rato balaba chillonamente en mis oídos, pero allí detrás, el corral estaba vacío. Entonces oí ladrar al zorro en el lindero del bosque, como si él también hubiese oído el llanto del corderito. Empecé a abrirme paso a codazos entre las ovejas y las empujé para que salieran al patio y las amenacé persiguiéndolas con una vieja pala de estiércol mientras salían a la noche con la camada; algunas se paraban y se quedaban pastando al borde del jardín y ya no pude hacerlas seguir adelante, pero logré que unas cuantas trotaran bosque arriba. Cuando ya no pude más, volví a la casa, subí a mi habitación y me metí en la cama, oí el ladrido del zorro, que al final había conseguido callar al corderito. Antes del amanecer se oyó el estruendo de la puerta de la casita de Krantz, que salía corriendo por la grava. Sentada en la cocina comiendo gachas oía las maldiciones de Krantz yendo de un lado a otro del patio, entre los restos de las ovejas destrozadas, y conduciendo de nuevo las otras al establo. Fanny estaba parada junto al fogón removiendo el caldero, sin decir palabra. Yo me llevaba la cuchara a los labios una vez tras otra, dentro de mi cabeza cantó el silencio. El olor de vellón y carne quemada se elevó desde el fuego de Krantz en el prado bajo el remolinante cielo. Llegó la noche.

Mis primeras imágenes de Liltuna: brumosa luz colándose por una ventana con montantes, el olor de sábanas limpias. Tenía el cabello castaño, las palmas de mis manos eran suaves. En cuanto el doctor abrió la puerta de la carroza bajé por la escalinata andando como un patito. Y me levantaba en brazos, y me daba vueltas en el aire antes de entrar en la biblioteca y abrir la ventana de par en par, y se paraba delante del reloj de pared para moverle cuidadosamente las entrañas y así poner el tiempo en marcha de nuevo. La ancha espalda del doctor escondía la esfera del reloj, pero me llegaban los chasquidos y los golpecitos de la caja dorada mientras ajustaba el mecanismo y luego las manecillas, después de lo cual cerraba la tapa de nuevo sin tocar el cristal levemente combado.

Siempre que estaba trabajando me dejaba jugar sobre la alfombra con el caballito que me había regalado en Navidad. Me tumbaba bocabajo con el libro de mapas y memorizaba los nombres de los países, en el salón me sentaba frente a él a la hora de las comidas y me llevaba hábilmente el tenedor a la boca y comía el pudin de pescado. Fuera, el crepúsculo rosa dividía la tarde. Cornejas o urracas silbando en los tilos del jardín trasero. Con mi vestido marinero, me acomodaba en la silla con el cuaderno de matemáticas abierto y me consolaba, pues me daba miedo que el reloj continuara vigilándome desde la pared como un ojo ciego.

El doctor Eldh se detenía junto a la ventana a observar el cielo y los álamos inmensos frente a la biblioteca. Yo seguía las dramáticas líneas de su perfil, sombreado a la luz vespertina, agarraba la pluma y me preparaba, y el doctor me dictaba:

> Anotaciones: cuando era todavía un joven estudiante solo con aspiraciones a la profesión de médico, a mi clase le tocó realizar una autopsia a una mujer fallecida a causa de un tétanos particularmente virulento. Se trataba de una hospiciana de la región. En el momento de morir, la mujer se había paralizado en forma de arco, debido al calambre, de una manera extremadamente desagradable. Tuvimos que forzar los brazos rígidos para acceder al abdomen de la hospiciana, hinchado por el hambre, y del que esperábamos sacar al menos un par de órganos internos. El seno era enorme, y las grandes mamas hinchadas se zarandeaban de un lado a otro mientras trabajábamos con el cadáver, dando una impresión execrable. Cuando por casualidad fijé mi mirada en el rostro de la muerta, de repente fue como si todo temblara a mi alrededor. En el instante en que los delgados labios, a causa de nuestros movimientos y empujones, se separaron, se vio ahí dentro una oscuridad tan profunda que no podía apartar mis ojos. Era como si hubiese mirado directo al infinito y ese abismo quisiera tragarme. No pude deshacerme de la imagen, ni de la horrible sensación, ni siquiera cuando ya iba de regreso a casa por los callejones esa misma tarde, y el cielo pesaba sobre mi joven cabeza como un enorme globo gris plata. Por la noche había un pequeño baile al que fui en compañía de mis compañeros de estudios, todavía

con el peso encima. Era la época en que solía sentarme en mi habitación de estudiante, entregado a mis libros o leyendo poesía, si no es que yo mismo me dedicaba a escribir algunos versos tristes. Desde niño, en cualquier tipo de contacto con el sexo opuesto me embargaba una timidez severa, no encontraba placer en los bailes, en los eventos o en las visitas a los prostíbulos adonde me llevaban mis compañeros de estudios. Muchas veces le pagaba a la chica tan pronto como entraba en la habitación y luego me iba a casa con el asunto inacabado. Observaba las audaces conversaciones de mis compañeros en la fiesta y el baile con esas coquetas criaturas de ojos nocturnos a las que los mozos de mi edad se acercaban como gallos relucientes, mientras yo mismo me quedaba con la lengua trabada o acababa envuelto en disputas, extrañas discusiones con las mujeres a las que me había acercado para conversar, sobre todo si el brandy se me subía un poco a la cabeza o si la señorita tenía una lengua mordaz. Esa noche me atreví e invité a una de las visitantes a un vals; la muchacha era lo suficientemente mundana como para no rechazarme. Olía a pan de canela y a otra cosa, algo soso, pero todo fue agradable al principio. Luego, en medio del baile, de repente me sobrevino de nuevo la sensación de antes y la imagen de las fauces abiertas de la hospiciana, y en el momento en que la muchacha después del último compás del vals se inclinó hacia mí para decirme algo, con la boca medio abierta, me atacó un miedo impetuoso y salí huyendo sin previo aviso. Esa noche y las que siguieron soñé una y otra vez la misma cosa: que separo el rostro abismal y levanto el escalpelo con el que hago la primera incisión en el vientre de la hospiciana, luego, desde la abertura, extraigo su útero y lo sopeso en mis manos...

Un día, el maestro Valdemar estaba sentado junto al piano cuando llegué al salón. No estaba tocando. En la nuca, su cabello ensortijado había crecido desordenadamente después de todos aquellos días y noches encerrado en la biblioteca. Tenía un vaso de ponche medio lleno encima de la tapa del piano. Contraluz. Fuera del salón, en la tarde penumbrosa, miré a lo lejos las liebres que huían hacia el lindero del bosque, todavía eran blancas y relucientes tras el invierno. «¿No piensa entrar? —preguntó el maestro Valdemar sin volverse—. Tal vez quiere tocar un poco.» El campo se extendía quieto y con manchas grises fuera, la nieve ya casi desaparecida; me quedé parada junto a la puerta con los calcetines empapados después de mis juegos abúlicos en el jardín. Hice una reverencia, a pesar de que el maestro no me veía. Entonces se incorporó del banco y se volvió hacia mí, se había puesto la bata del doctor y los pies estaban desnudos dentro de los zapatos sin abrochar. Su sonrisa fulguró y los ojos verdes relucieron debajo de la estría de luz que caía desde el candelabro de pared; se apartó, hizo un gesto vago con la mano hacia el piano. «Pues veo que quiere», dijo mientras con la otra mano cogía el vaso de ponche medio vacío. Dudé un instante antes de dar los pocos pasos por el salón hasta el taburete. No lo miré mientras me sentaba. En el atril había una partitura de las que Fanny había conseguido baratas en la ciudad, una polca. Pegué la mirada fuera, en el campo que estaba a punto de desaparecer en la oscuridad de la tarde, puse los dedos sobre el teclado, el piano sonaba tan mal como antes. Después de la última nota de la pieza quedó todo en silencio. Pero de inmediato empezó a aplaudir, seis, siete lentos, demorados palmoteos. Cuando lo miré de soslayo estaba tendido en el sofá con los zapatos de gala desabrochados sobre el terciopelo y el cojín bordado de Fanny apoyado debajo de la nuca. «Es rápida sobre las teclas», dijo con esa voz clara y extraña. Me levanté, hice una reverencia de nuevo antes de apresurarme por el salón hacia el pasillo de la cocina y subí la escalera a mi habitación. No le busqué la mirada desde el sofá a mi salida. El olor de la sopa de huevo inundaba la casa. El mirlo cantaba en el serbal frente a mi ventana, pese a que el campo ya se hallaba oscuro e invisible en la negrura. Dormí con la faja puesta, soñé con la flor negra que una y otra vez se despedazaba dejándome los dedos manchados y pegajosos.

Al amanecer, me senté en los escalones de la cocina con la navaja y un trozo de corteza de pan húmeda mientras Krantz enganchaba el caballo al trineo para ir a la ciudad; al volver por la tarde traía consigo al doctor Eldh. Yo estaba en el establo, delante del pedazo de espejo de Krantz, cuando oí el crujir de las ruedas de la carroza y al caballo entrar en el patio, pateando el barro desnudo que había emergido de la nieve. La mugre se aposentaba en la raíz de mi cabello, las mejillas se habían ahuecado y empalidecido por el invierno, mi cuerpo había crecido, y tuve que ajustar el pedazo de espejo para verme la cara: escupí en el dobladillo de la falda y escarbé la mugre de los oídos. La franja de luz temblaba en el cielo de la tarde. Junto a la tina con el baño preparado me esperaba Fanny, que había puesto el vestido de imitación de seda en el banco de al lado y los pololos limpios; el doctor ya se había apeado del trineo y estaba sentado en el salón con el de los bucles. Fanny me dejó bañarme sola, había colgado la franela en la ventana de la cocina y había ordenado a Hulda y a Gustava que salieran, y luego se quedó fuera en el pasillo doblando el lino. Me quité la ropa y me desaté la faja del cuerpo, me metí en la tina, me restregué los brazos y las piernas con el cepillo sin tocar la hendidura ni las ampollas. Me froté meticulosamente la raíz del cabello desde la frente. A través de la pared oía al doctor y al maestro bromear y charlar en el salón mientras me secaba. Metí los pies en los pololos, luego anudé la cintura y me puse el vestido, las mangas se me habían quedado cortas, y tuve que contener la respiración para poder abotonarlo. Me peiné y me hice solita las trenzas con el cabello húmedo, las anudé con las rosetas amarillas que Fanny me había preparado. Después me senté en el banco a esperar a que me llamaran.

El doctor se quedó siete días en Liltuna. Paseaba en compañía del maestro a lo largo del cercado, y el crepúsculo hacía brillar el revoque de la casa como un oro rojo, se sentaba en el salón y fumaba y conversaba y bebía ponche o licor de endrinas que Fanny les llevaba de la despensa del sótano. Por la noche me pedían que tocara el piano y me acomodaba en el taburete; la noche fuera, negra como el alquitrán, vislumbraba el contorno de mi propia figura en el cristal de la ventana frente a mí. A mi espalda se veían los rostros del doctor y del de los bucles flotar como dos óvalos líquidos, nítidos e iluminados por la luz de la lámpara de araña: mi propio rostro se veía negro y difuso con la luz en contra. La primera noche toqué una marcha breve, los acordes sonaban mal, pero detrás de mí, desde el sofá, el maestro Valdemar aplaudió del mismo modo que la vez anterior. Cuando me volví para hacer la reverencia me miró con los ojos entornados y una sonrisa que brillaba como esmeralda verde. Ante la pregunta del doctor de si él, con su experiencia, podría examinar el instrumento y tal vez hasta afinarlo, dijo que desafortunadamente debía ser cuidadoso con las manos adoloridas después del frío y lacerante invierno. «Por supuesto —dijo el doctor—, descanse usted bien y recupere la salud con el aire del campo tanto como necesite.»

El de los bucles bebió un sorbo del licor de endrinas, sus párpados estaban entreabiertos, noté que el contorno del labio superior se afilaba y se arqueaba debajo del bigote rubio, como un trazo de lápiz cuidadosamente pintado.

A la mañana siguiente el doctor mandó a Krantz en busca del afinador. Yo me quedé arriba, en mi habitación, esperando con mi vestido marinero, la costura crujía como si estuviera a punto de estallar.

Cuando llevaron al afinador de vuelta a la ciudad, después de haber puesto a punto el instrumento, me esperaba un pequeño obsequio en una cajita de regalo frente a mi puerta. Contenía dos cintas de seda roja escarlata, como la sangre. Me las até a la raíz de la trenza, me pellizqué las mejillas para colorearlas, bajé al piano al anochecer cuando me mandaron llamar. El doctor me esperaba sentado en el sofá junto al maestro Valdemar con el chaleco desabrochado. Me dirigió una mirada velada de licor de endrinas.

Busqué de nuevo el punto fijo fuera en la oscuridad del campo, hice la pequeña pausa y luego dejé que los dedos corrieran levemente sobre el instrumento; tocaba las melodías que más le gustaban al doctor del cuaderno de partituras de Fanny. Los acordes eran claros y suaves, el piano ya no gemía. Después, ambos aplaudieron durante un buen rato desde el sofá, y el reflejo del vidrio enfrente de mí mostraba un rostro de niña enmarcado con unas trenzas bien atadas y se veía liso y oscuro, como si hubiese sido borrado y remplazado por alguna otra cosa que no sabía qué era. Las grandes manos del doctor aplaudían con entusiasmo creando un estruendoso repiqueteo, y mis miembros ardían por dentro de nuevo. Era todavía la Incurable, me levanté del taburete e hice la reverencia. El maestro Valdemar aún llevaba la bata, pero ahora se había atado los zapatos. Fuera, en el vestíbulo de la cocina, se amontonaban las botellas vacías, los fondos negros y coagulados por las endrinas.

Me di cuenta de que el maestro se distraía fácilmente mientras estaba en el sofá hablando con el doctor bajo la lámpara de araña, como si de cuando en cuando se ensimismara o perdiera interés. Entonces se notaba un nubarrón que pasaba por detrás de los quevedos del doctor, que, inseguro, buscaba la mirada del otro y empezaba a hablar forzado o nervioso, intentando atraer la atención del maestro. Eso me hizo pensar en los invisibles, aquellos a quienes el doctor a veces tenía la costumbre de dirigirse en la biblioteca durante mi enseñanza, profiriendo insultos sobre esos enemigos secretos que repentinamente lo rodeaban: estaba claro que el maestro Valdemar no era uno de ellos.

Uno de esos días en que el doctor y el maestro paseaban por los campos, miré al pasar la puerta de la biblioteca, que estaba entornada, hacia la penumbra allí dentro. El escritorio de nogal estaba abarrotado de papeles, piezas y prendas extrañas, y encima de todo vi el reluciente sombrero de copa del maestro. Más hacia el interior de la habitación sonaba el pulso del reloj en la pared, con sus hojas y ornamentos dorados que brillaban tenuemente a la luz que llegaba del exterior.

A veces me sentaba en la ventana de mi habitación y

seguía con la mirada al doctor Eldh mientras caminaba por el campo con el maestro Valdemar. Llevaba su abrigo de invierno y la chaqueta de punto por debajo, una humareda de pipa lo envolvía y luego subía al cielo echando nubes. Algunas veces se detenían y apoyaban las frentes uno contra el otro, como si fueran padre e hijo o como dos dolientes antes de continuar andando en el anochecer. Traté de distinguir sus rostros desde lejos mientras recorrían el cercado a lo largo, notaba cómo se atraían el uno al otro y cómo se iluminaban en sus compañías. Pensé en las veces en que el doctor caminaba conmigo por las cunetas mirando las flores de los prados que rodeaban Liltuna durante nuestras excursiones, el recuerdo de su enorme mano reseca revoloteó dentro de mi cabeza como la última mariposa de verano.

A la hora de la cena, Hulda salió y los llamó, la vi precipitarse como una flecha hacia el lindero del jardín y luego pararse allí y hacerse la tonta con melindres y remilgos y reverencias hacia al maestro; no se había puesto la capucha y el ventarrón de marzo hacía alborotar su cabello, que volaba cautivadoramente alrededor del moño.

El maestro la observó pensativo y dio unas chupadas rápidas a la pipa.

El serbal crujía con el viento. Leve chasquido de los suelos de la casa.

En aquel tiempo, justo después de que me fueran arrebatadas las pelinegras, desperté una madrugada al sentir que Fanny estaba inclinada sobre mi cama, tenía la cabeza envuelta en el chal y el abrigo puesto. Me incorporé sobre el colchón y, sin hacer preguntas, dejé que Fanny me vistiera en silencio y con un gesto peculiar en el rostro, como disuelto. Me metió en la falda de lana, me puso la blusa, anudó mis botas meticulosamente y con fuerza, luego me sacó de la cama y me bajó en brazos por la casa, en el patio me depositó en el suelo y me cogió de la mano. Empezamos a andar atravesando el campo hacia la carretera. Cuando ya habíamos alcanzado la cima de la colina, se detuvo de repente y me pasó un pequeño bulto que sacó del chal; olía a recién horneado, y sentí los bordes ásperos del pan debajo de la tela contra mis dedos. Empezó a clarear. En las granjas lejanas se encendieron las primeras luces, brillaron las ventanas y Fanny me miró con ese rostro disuelto y extraño antes de dar media vuelta y emprender el camino de regreso hacia Liltuna. Me quedé parada en la cima con las fincas vecinas a mi espalda, oí a los perros ladrando a lo lejos y el golpe de una puerta que resonó en las colinas mientras observaba el vaivén de la falda de Fanny al caminar hacia la casa, campo abajo. La falda subía y bajaba a cada paso y se veía negra en la parte inferior de la tela, por la humedad, pero hacia arriba brillaba como tiza blanca en contraste con la tierra. Permanecí allí arriba un rato, y luego empecé a correr titubeante colina abajo detrás de Fanny. Cuando la alcancé, en un principio no se volvió, sino que siguió mirando fijamente adelante en la penumbra y vi que todavía tenía ese rostro peculiar, como una triste mueca. De repente, sacó la caña del cinturón y empezó a amenazarme para que me apartara y volviera campo arriba: «Pero ¿es que no tienes nada en la cabeza? —chilló—. Vamos, corre», y luego, más fuerte: «Pero ¡vete de una vez, niña tonta!». Y yo saltaba a un lado para que no me alcanzara con la caña, pero tan pronto ella empezaba a caminar otra vez, yo la seguía, y se volvía de nuevo y me golpeaba con furia y yo saltaba evitándola, y cada vez que ella emprendía la marcha hacia la casa, yo la seguía. Al final se dejó caer en el prado cerca del lindero del jardín, con los brazos caídos a lado y lado, débiles, a la luz grumosa que crecía desde el cielo arriba. Me quedé parada a unos metros, con el pan todavía apretado contra mi pecho, y la dejé sollozar e hipar un rato ahí sobre la tierra húmeda antes de acercarme y sentarme a su lado, y ella me cogió en brazos como antes, dejándome reposar con la cabeza metida debajo del abrigo sobre sus costillas. Con el rabillo del ojo vi acercarse a Krantz, que se quedó parado un rato observándonos desde el portón de su cabaña, y luego volvió a entrar en silencio y cerró la puerta desde dentro, dejándonos tranquilas. «Niña tonta», murmuró Fanny acariciándome el cabello antes de levantarnos y entrar. Y me hizo sentar en el banco largo y encendió el fuego de la chimenea y empezó a mover y a hacer sonar las teteras. Partí el pan de la tela y le quité la dura corteza y me comí a mendrugos la fresca entraña blanca mientras el frío se escurría de la cocina. Fuera, el globo solar invadió Liltuna con su ardor color cereza.

Llovizna. Húmedos troncos blancos de los abedules. Una noche, cuando fui llamada al piano esa primavera en que el maestro Valdemar estuvo en Liltuna, encontré a Hulda, Gustava y Fanny de pie junto a la pared del salón. El doctor Eldh se veía encogido e incómodo en el sofá, era evidente que la idea no había sido suya. El maestro Valdemar sonreía con suficiencia, con uno de los codos apoyado en el piano. «Pero pase, por favor —dijo, y levantó el vaso en la otra mano como para un brindis—. Se supone que la señorita Cesárea sabe que la música es para ser escuchada, ¿no?» El doctor Eldh permaneció en el sofá removiéndose incómodo, asintió con la cabeza y farfulló aprobando con una sonrisa forzada; Fanny había encendido el candelabro del techo y en el salón hacía un calor asfixiante. Noté que Hulda se había alisado y peinado el cabello sobre la frente y la raya brillaba como recién humedecida con agua o brillantina, las mejillas se le veían sonrosadas como si se hubiera pellizcado, se había quitado el delantal, allí de pie junto a Gustava llevaba tan solo el vestido de lana.

Me senté al piano y del cuaderno de partituras toqué las melodías preferidas del doctor, demorándome en los acordes y permitiendo que sonaran nuevos y sorprendentes. Cuando me volví vi a Hulda allí toda encendida junto a la pared, con la mirada fija en el de los bucles. Fanny y Gustava, con la mirada fija en el suelo. El de los bucles de pie en mitad del salón, imitando el aplauso con la parte superior de la larga mano como una garra contra la otra, que seguía sosteniendo el vaso.

El doctor Eldh no me pidió que fuera a la biblioteca para el dictado, no había traído ningún juguete consigo. Por la noche soñé de nuevo con la casa abandonada, la rosa que una y otra vez se convertía en cenizas en mis manos. Los pequeños pétalos se veían añejos, bastaba con rozarlos para que se deshicieran.

Abril ahora.

La hilera de aves migratorias disparada por la blanca cúpula del cielo.

Abajo, en la biblioteca, el maestro Valdemar caminaba pesadamente con los zapatos de gala hasta bien entrada la madrugada, después de sus sesiones en el salón con el doctor. Yo me tumbaba en el suelo de mi habitación con la ropa de dormir, a veces presionando mi oreja contra las tablas del suelo, y el tintineo del cristal y el ruido del maestro Valdemar cuando daba empellones a los muebles subían directamente hasta mi cráneo.

Entonces las criaturas se soltaban de nuevo de las sombras de los rincones, como derramándose del sueño a la vigilia, y apretaba los ojos para mantener los límites de lo soñado hasta que me salían lágrimas. Y el terciopelo negro subía desde los rincones oscuros de mi habitación y se rasgaba en dos, y las criaturas me abrazaban con sus brazos largos hasta que tuviera que sentarme a sacudírmelas con todas mis fuerzas. Al otro lado de la ventana, las noches se hacían más claras, llegaban lentas e inexorables y se tendían sobre la casa como enormes mantas húmedas después de que el crepúsculo se rompía como una cáscara de huevo y se desangraba en deslumbrante luz rosácea. Ligeras lluvias por las noches antes de ser tragadas por la oscuridad.

La víspera de la despedida del doctor, la noche estuvo animada en el salón. Lo oí a través de la tarima del suelo, hablando con el maestro Valdemar; las palabras se oían distorsionadas, como dentro de una lata, borrosas, sin bordes. Cuando anocheció, las voces se desvanecieron y se apagaron remplazadas por el ronco sonido del sueño del doctor desde el sofá, donde debía de haberse dormido. Al principio todo estaba tranquilo en la casa, pero después de un rato oí un crujido desconocido desde fuera, debajo de mi ventana, donde crecía el serbal, y me incorporé en el suelo en la oscuridad de la habitación. De repente la voz de pájaro de Hulda se soltó de la noche, seguida de otra voz, más sorda y silábica, extraña hasta que pude reconocerla. Al principio se oía el gorjeo de siempre, como ocurría cuando Hulda estaba de humor, pero luego apareció un nuevo tono en el pajareo, primero servil, o suplicante, después sollozante y quejumbroso, y los movimientos cobraron vigor y empezó un sordo forcejeo y un frotamiento, golpecitos apagados contra la pared. Entonces me acerqué en calcetines a la ventana y pegué el rostro contra el cristal y dirigí la cabeza para ver qué pasaba junto a la pared, pero debajo del serbal estaba totalmente oscuro. Arriba, el cielo se volvía gris hacia la medianoche, pero cuando el pequeño cuerpo se zafó repentinamente de la presión contra la pared, había aún suficiente luz como para distinguir el vestido de lana de rayas atravesando velozmente el patio en dirección al jardín. La cabeza y las manos no se veían, solo el vestido brillando contra el fondo cada vez más oscuro, cuando se lanzaba de un lado a otro mientras el de los bucles la perseguía entre los álamos. Su voz de pájaro continuó rogando mientras corría. Entreví vagamente la coronilla del de los bucles y sus oscuras manos delgadas cuando finalmente agarraron a Hulda, y luego cómo el vestido se deslizó en la tierra húmeda, manchándose hasta que se hizo difícil de distinguir, mientras ella era arrastrada hacia la pared y desaparecía debajo del serbal. Y la voz suplicante calló, mientras el forcejeo y los golpecitos sordos empezaron de nuevo, y fueron creciendo, hasta que todo quedó en calma. Volví al interior del cuarto, de abajo no salía ningún ruido salvo el tintineo de una correa o un cinturón. Luego oí al de los bucles chapoteando por el pantano de vuelta a la casa, y la puerta de la cocina abriéndose y cerrándose tras él.

El doctor todavía roncaba en el salón, los zapatos de gala del maestro Valdemar rechinaban mientras andaba por la casa entrando en la biblioteca, donde revolvió cosas y muebles antes de que todo quedara de nuevo en silencio. Nada se oyó desde el serbal. Volvió a llover.

Y por la mañana Hulda comía las gachas de avena sentada en la cocina junto a Gustava, tenía el gorro fuertemente anudado debajo de la mandíbula. Cuando Gustava le dio una patadita por debajo de la mesa como era su costumbre, ella no se la devolvió, sino que permaneció con la vista clavada en las gachas. Se le veía la cara gris y extraña. Ninguna sonrisa guasona, ninguna mirada recorriendo su cabeza hacia una libertad inaccesible como aquella vez entre los frambuesos. Noté que se dejaba el gorro puesto cuando más tarde Fanny le ordenó que fuera a avisar al doctor y al maestro Valdemar para la comida. Yo estaba sentada en el banco debajo del porche comiéndome una manzana y la vi ir dando un lento rodeo por el patio. Se había metido el moño con la trenza debajo del gorro y se detuvo un poco antes de la escalera del cenador, donde el doctor y el maestro conversaban y fumaban, sin acabar de entrar. A través de la pequeña ventana vi cómo el rostro del de los bucles se iluminaba y se ampliaba a la llama de la linterna que habían llevado consigo. Más hacia el interior se asomaban las grandes manos del doctor, el rostro estaba oculto, raspaba la pipa. Hulda hizo una reverencia desde donde se encontraba, no apartaba las manos del delantal. Entregó el recado de Fanny para que fueran a comer, sin levantar la mirada. Sus mejillas se veían descoloridas bajo la granulosa luz del mediodía. La primavera casi encima.

Un poco más tarde ese mismo día, Fanny y yo, de pie en la escalinata de la entrada, vimos desaparecer la carroza del doctor en lo alto de la colina. Y de nuevo pidió el maestro Valdemar que le llevaran la comida en bandeja a la biblioteca. Los dos días que siguieron comió a puerta cerrada, después de lo cual cada vez abría la puerta del mismo modo y empujaba la bandeja sobre el suelo antes de volver a cerrarla. Evité el piano; sentada en mi cuarto, dibujaba caballos en la pizarra que me regaló el doctor el día de mi cumpleaños.

Y al llegar la noche regresó el sordo forcejeo desde abajo del serbal. Sin gorjeos ni carreras del vestido de lana entre los árboles. Solo por un momento sonó la débil súplica de Hulda, y luego el silencio y el frotamiento y los golpes sordos, como de un cráneo contra el muro o como de un codo y luego otra vez silencio, y el tintineo de la correa, seguido por el chapoteo a lo largo del exterior de la casa hasta los escalones de la cocina, cuya puerta se abría y se cerraba. Y cada mañana a Hulda se la veía con la misma cara, gris y extraña, sentada frente a sus gachas mientras Gustava le dirigía miradas ansiosas desde el otro lado de la mesa, y Fanny permanecía de pie con la espalda tensa, revolviendo el caldero con el vapor de la cocción a su alrededor. Fuera, Krantz iba cada vez más lejos por la dehesa, inventaba inútiles tareas hasta la leñera y caminaba sigilosamente entre los animales y olvidaba venir a por sus gachas. Los negros surcos de los prados hicieron que mis botas se volvieran pegajosas y se mancharan de tierra.

Guardé en el baúl el vestido marinero y el de imitación de seda, seguí envolviéndome en la faja.

A veces veía al maestro Valdemar sentado y bien arropado en el sillón del jardín en el crepúsculo, farfullando y rezongando a su modo. Tenía la botella al lado, incrustada en la hierba, la luz del atardecer refulgía en el cristal y la luz rosa pálido chisporroteó una última vez sobre las copas de los pinos. Cuando descendió la oscuridad salió Gustava con la antorcha y cambió la botella vacía por una nueva, llevaba puestos los zuecos y el chal de invierno, a pesar de que había empezado a hacer calor. Los mirlos. De vez en cuando se quedaba dormido fuera y Krantz tenía que levantarlo y llevarlo casi a rastras hasta la cama. Me senté sin ser vista en la oscuridad del salón, oyendo que Krantz daba tumbos por el pasillo bajo el peso del maestro Valdemar, antes de alcanzar el salón y la biblioteca y hacerlo entrar por la puerta. El cuadro de luz verde iluminaba el suelo de la sala, vi en el interior el taburete volcado y las polainas del maestro colgando del brazo de la silla del doctor para que se secaran; parecían tiesas y abandonadas. El reloj de pared estaba otra vez quieto, el doctor había dejado de darle cuerda, evité mirar la pupila negra en el centro de la esfera. Luego la puerta se cerró de nuevo, y desapareció la luz.

Durante la época en que las pelinegras todavía vivían en el cuarto de las criadas, acostumbraba a ponerme a jugar en el pasillo frente a la cocina esperando que terminaran sus labores y tuvieran un descanso. Entonces salía corriendo y me sentaba un rato con ellas en la pendiente mientras comían la rebanada de pan que Fanny les daba. El sol se desprendía de las nubes haciendo brillar sus negras trenzas. Una de ellas tenía una pequeña cicatriz en la comisura de la boca, fue por eso por lo que Fanny poco a poco aprendió a distinguirlas cuando ellas todavía se obstinaban en intercambiar sus delantales. Yo, en cambio, siempre sabía quién era quién, incluso desde lejos cuando venían caminando desde las dependencias o la dehesa, por su particular manera de andar, o cuando les oía las pequeñas diferencias de la risa, o por el olor del cabello vagamente distinto.

En el sueño estaban al otro lado del lago.

Las muchachas que con los años llevaban a trabajar a Liltuna siempre iban andrajosas y estaban desnutridas. Días después de llegar ya habían comido hasta saciarse. Si me hubiese quedado en la ciudad al nacer quizá habría tenido un nombre como los suyos: Federica o Hanna, Valborg o Josefina. Se sentaban en el banco grande con los chales puestos y devoraban el caldo de carne y los bizcochos de Fanny, después se les encendían los rostros y les resultaba difícil mantener los ojos abiertos con tan tremendos atracones.

Solo las más zarrapastrosas y malnutridas eran las que se dejaban atraer por la idea de ir a trabajar con Fanny y conmigo en Liltuna, según pude entender. Las traían desde la ciudad en la carreta con Krantz o en la carroza con cocheros alquilados en compañía del doctor Eldh. Tenían siempre mala dentadura, faldas demasiado grandes o demasiado pequeñas y camisas de trabajo, eran sucias y calladas, o más parlanchinas de lo que Fanny podía soportar; siempre se mareaban de tanto comer los primeros días y se retorcían por los cólicos que seguían a la saciedad. Si estaban en muy mal estado no se quedaban mucho tiempo en Liltuna, tampoco debían hacer chismes o carecer del todo de inteligencia, tenían que saber comportarse y ser sufridas y resistentes con su trabajo sin hacer demasiadas preguntas.

Supongo que el doctor había imaginado que nada cambiaría en Liltuna, y así fue. Casi nunca pasaba gente por allí, solo el afinador y el campesino con los toros de monta, a veces pasaban tartanas y carretas traqueteando al otro lado del seto que rodeaba la propiedad. Solo una vez sucedió que una carreta se extravió y llegó hasta la casa.

Se trataba de un carromato cargado con un montón de colegialas, Fanny lo descubrió demasiado tarde. Tampoco Krantz, que ya estaba lejos en el campo en el momento en que la carreta rodó hasta el patio, pudo detenerla. Fanny me envió de inmediato a la habitación y me encerró con llave. Desde arriba, junto a la ventana, la vi secarse las manos en el delantal mientras salía a la entrada para recibirlos. Fue el otoño en que Krantz había llevado las pelinegras a la ciudad para que nunca volvieran y el doctor todavía no había encontrado criadas nuevas, solo estábamos Fanny, Krantz y yo en Liltuna.

Una maestra con una chaqueta de seda azul iba sentada en el pescante junto al joven cochero que sostenía las riendas. Le ofreció una amplia sonrisa a Fanny cuando el vagón frenó y pequeños mechones de color de fuego volaron alrededor del moño con que había recogido el ondulado cabello sobre su cabeza. La seda de la chaqueta y los pequeños botones negros brillaban en el pecho a la luz del otoño temprano, las niñas ya habían empezado a descolgarse y a saltar sobre la grava como enjambres de saltamontes, pero Fanny levantó las manos para detenerlas al tiempo que dirigía ansiosamente la mirada hacia arriba, hacia la ventana donde yo estaba, tras la cortina de encaje. Las niñas eran de diferentes estaturas, llevaban zapatos y trajes de algodón de rayas, tenían libros escolares anudados a los cinturones de cuero, y algunas llevaban el cabello trenzado en forma de arco del mismo modo que yo, pero más suelto y desordenado y sin cintas de seda. El bronceado y las pecas del verano todavía eran visibles en sus mejillas, las miradas atrevidas y rápidas. Desde mi sitio detrás de las cortinas, me imaginé esos despiertos ojos color castaño, verde gris, azul marino u oro.

Durante todo el día tuve que quedarme en la habitación porque la carreta tenía un problema con la rueda y Krantz tuvo que ayudar al cochero a mover y ajustar los radios mientras las niñas se movían inquietante e imprevisiblemente por Liltuna bajo la pálida luz del día. Se sentaban en la reja de cara a la dehesa y daban de comer flores y heno a las vacas, dibujaban figuras y animales extraños en el pantano junto a los escalones de la entrada, se arrojaban manzanas unas a otras, se tiraban del cabello y corrían bajo los árboles del jardín con sus zapatos de gala llenos de polvo. Fanny iba y venía, entrando y saliendo de la casa con café para la maestra y el cochero y manzanas para las niñas; no los hizo pasar al calor del interior, no dejó a nadie fuera de su vigilancia. La tarde llegó. Tenía tanta hambre que notaba retortijones en el estómago y la boca tiesa y amarga por la sed. Pero finalmente Krantz y el cochero terminaron su trabajo con la rueda y llegó la hora de despedirse. En la oscuridad creciente de la tarde pude ver cómo la maestra le dirigía a Fanny una larga y escrutadora mirada cuando ella casi los empujó hacia el pescante. La maestra arrugó la frente pensativamente y desvió la mirada hacia la parte alta de la casa, el cabello de fuego acariciándole el redondo rostro y los ojos amables y atentos como un pequeño halo. A su alrededor volvieron a subirse las niñas, empujándose unas a otras para encontrar un sitio; me aparté un poco de las cortinas hacia el interior del cuarto mientras el cochero chasqueaba la lengua para poner en marcha a los caballos y la carreta voló.

Noche de septiembre.

Fue poco tiempo después de que las escolares hubiesen estado en Liltuna cuando Fanny me sacó de la cama de madrugada y me dejó arriba en la colina con el pedazo de pan recién horneado, pues quería que yo me fuera.

Me sentaba en la habitación encerrada con llave mirando a las niñas corriendo y metiendo bulla ahí abajo con sus vestidos y libros y sus ojos brillantes como el agua.

Me detenía arriba, en lo alto de la colina, en la penumbra del amanecer con mi pedazo de pan apretado contra el regazo antes de bajar corriendo por el campo de nuevo, siempre volviendo a Liltuna.

Llegó mayo. Fanny iba y venía por el pasillo con las comidas del maestro Valdemar. A menudo la comida permanecía sin tocar cuando ella regresaba, pero el vaso de vino siempre estaba vacío. El doctor se quedó de nuevo en la ciudad, a la hora del crepúsculo viajaban nubes color carne por el cielo con una lentitud anormal, iluminadas desde abajo por el brillo solar. Me quemé con las ortigas en los antebrazos cuando atravesaba el jardín. Llegaron los mosquitos, el olor de las flores de los serbales entraba por las ventanas de la habitación y venía el hedor de las marismas más allá de Liltuna.

A la hora de la cena, Hulda se sentó delante de mí con la sopa de ternera, donde las escamas de grasa flotando en la superficie parecían agujas de pino sobre un pantano. Todavía tenía los párpados caídos y ese brillo gris en el rostro. Se estremecía cada vez que llegaba un ruido de la biblioteca. Ya no se la oía gorjear. «Hulda», suplicaba Gustava en voz baja cuando Fanny no estaba cerca, pero Hulda no contestaba, sino que se volvía más hacia dentro, hacia lo gris, y cada vez que Gustava le pateaba los dedos por debajo de la mesa recogía los pies. A veces Hulda se esforzaba y le sonreía como para consolarla un poco, pero su sonrisa se veía agotada y apagada, y noté cómo algo se desbocaba detrás de sus ojos, y me venía de nuevo la imagen del vestido de lana que zigzagueaba y brillaba entre los árboles antes de que fuese apresado y arrastrado por la tierra húmeda hasta que se volvió negro y harapiento. «Venga, vamos, Gustava, no es para tanto», podía decir con esa sonrisa gris. Entonces Gustava sollozaba como desesperada y su rostro lleno de picaduras se retorcía unos segundos sobre las gachas.

Mañanas que se encendían por una estrecha brecha de luz encima del contorno del bosque. La amarillenta luz diurna surgiendo y haciendo brillar el rocío del campo. El olor de primavera subiendo de la tierra. No volví a escribir las ecuaciones matemáticas en los cuadernos del doctor, no volví a abrir *La flora*.

Un día estaba en mi habitación sin nada que hacer y me puse a recoger los juguetes que ya se veían gastados y deslucidos, y de repente sonó un estrépito de pasos fuera, en la escalera, después de lo cual se abrió la puerta y el de los bucles apareció abruptamente en el umbral. Supe enseguida que era él, a pesar de que no era fácil reconocerlo: se había puesto el yelmo de caballero y el arnés que pertenecieron al anterior dueño de la mansión, los había cogido del armario de abajo para disfrazarse. Bajo el arnés todavía llevaba puesta la bata del doctor, pero iba descalzo, se le veían las uñas largas en los dedos delgados. Entre la visera y la mentonera se había aplastado un pequeño mechón de la barba, que le había crecido mucho. El mechón desapareció de nuevo hacia el interior del casco y me imaginé su rostro sonriendo allí, detrás de la placa de metal.

Se quedó quieto un momento, como equilibrándose con los pies desnudos sobre la tarima del umbral, pude ver cómo le brillaban los ojos dentro de la mirilla y permanecí como congelada en el suelo, sentada en medio de los juguetes esparcidos. «Aquí lo pasa muy bien, ¿no?», dijo de repente desde el yelmo, su voz sonando jadeante y encerrada. Recorrió un poco con los dedos los bordes del arnés. «Seguramente lo pasa bien aquí, señorita Cesárea», repitió.

No se me ocurrió levantarme del suelo, todavía tenía el pequeño sofá de terciopelo azul de la casita de muñecas en la mano. Pájaros de primavera fuera. El de los bucles retrocedió un paso, me dirigió una última mirada desde el interior del yelmo, luego cerró de nuevo la puerta desde fuera. Sordos, un poco vacilantes, golpecitos de sus pasos mientras bajaba la escalera.

Esperé en mi habitación hasta que oí a Fanny en el pasillo con el tintineo de la comida y la bandeja, luego fui al establo, busqué una de las palas viejas de Krantz que estaban guardadas contra la pared del fondo, le quité la parte del extremo y me quedé con el palo. Más allá, en la dehesa, se movía Krantz entre las vacas, pude verlo a través de la sucia ventana del establo. Cuando se fue lo suficientemente lejos entré en su cabaña y cogí los pantalones de sayal, que estaban tirados en el vestíbulo, debajo de las tablas y la chatarra.

Fue ahí cuando obtuve los pantalones y el Cetro de oro para combatir a la Bestia de Fuego.

Después de aquella mañana en que Fanny me llevó a la cima de la colina para que me fuera, ella me ponía la cuerda con menos frecuencia. Era todavía una niña.

Muchas veces yo misma me acerqué a ella con la cuerda en la mano para que me la atara, ya me había acostumbrado a que la larga correa se arrastrase detrás de mí mientras me dedicaba a mis juegos en el jardín o mientras corría por las cabañas, casitas y barracas de Liltuna. Ella me miraba con ojos cansados, cogía la cuerda y me la colocaba alrededor de la cintura haciendo dos nudos extras para que no se cayera mientras jugaba. Me ocupaba en construir pequeñas chozas con ramitas y maleza debajo de los árboles más nudosos, ponía los caballos y los soldaditos de plomo en fila junto al seto. Antes de que la oscuridad cayera, me enrollaba la cuerda en la muñeca y regresaba a la casa.

Rayas de nubes. Viento sacudiendo las copas de los tilos. Explosión de flores.

En la época en que las pelinegras todavía trabajaban para Fanny, cuando todavía no las habían echado de Liltuna, si les tocaba acompañar a Krantz en la carreta para hacer las compras, a la vuelta subían a mi habitación con hallazgos y cositas que habían encontrado en la ciudad. Con un gesto confidencial, sacaban una cosa tras otra del interior del chal, o del bolsillo de su delantal, cosas que habían cogido cuando Krantz no las veía: bollos dulces mordisqueados, blandas y pequeñas ciruelas que luego compartíamos debajo de los árboles, lejos de la mirada vigilante de Fanny, cucharas de latón que doblábamos haciendo figuras graciosas, un ojo de cristal partido sin el borde del monóculo. Una vez trajeron una pila de periódicos que me entregaron con ojos refulgentes de expectativa, y se sentaron en la tierra y se recostaron en el tronco de un peral mientras yo deletreaba cuadro tras cuadro de anuncios y notificaciones, artículos que leía en voz alta mientras ellas mordisqueaban las peras verdes arrancadas del árbol. El fuerte sol del verano caía a través del enredo de ramas y nos quemaba el puente de las narices, pero eso no nos importaba, yo continuaba leyendo sobre los barcos de vapor, las oficinas bancarias y los estudios de fotografía, las escuelas de niños y las escuelas nocturnas para las doncellas y sirvientas. Leí sobre el reparto de limosna a los mendigos en la comisaría y sobre las subastas de bienes raíces, el baile de máscaras de primavera y el baile infantil organizado por la cofradía el Día de la Anunciación de María. Leí los anuncios de SE VENDE, que notificaban la venta de avena, centeno y semillas de heno, estuches para sombreros, maletas, tejidos de lana, objetos de cobre, marcos para las ventanas, hilos de lana y naranjas y velocípedos, y la ciudad con sus murmullos y su muchedumbre borboteaba y quemaba dentro de mis sienes allí sentada, con las páginas del periódico abiertas de par en par junto a las pelinegras debajo del peral. Todo el tiempo mientras leía pensaba en el doctor Eldh y en sus hijas en la villa en la que habitaban, y en las doncellas que las vestían y las peinaban todas las mañanas, y cómo ya arregladas esperaban a sus profesoras para las lecciones en el salón. Quizá alguna de las hijas bostezaba, y así, medio adormilada, miraba hacia la luz diurna que entraba por la ventana de la villa. Fuera traqueteaban las carrozas y repiqueteaban los cascos de los animales de tiro, y encima de los marcos de las ventanas quizá se veía la parte superior de los sombreros y las sombrillas de los paseantes, extendiéndose bajo el cielo más allá de los caballetes de los tejados. Y todo se hacía tan extraño y singular mientras leía, y los pensamientos y las imágenes de la ciudad crecían dorados y se ensanchaban mientras las pelinegras seguían mordisqueando peras verdes y me instaban a leer. Pero de repente podía sobrevenir en medio de la lectura una racha maligna y rara y de un momento a otro las imágenes se distorsionaban, se volvían amenazantes y era como si mancharan mi cabeza por dentro, y de nuevo pensaba en las palabras del doctor sobre la noche del mundo y los hoyos devoradores que siempre acechaban, y en los niños jugando en ese otro mundo que nunca había visto, como a la orilla de un gran y malvado sueño. Y las pelinegras me miraban interrogantes con sus rostros afilados y sus faldas con manchas de sol atravesando el ramaje.

Incluso después de que se llevaron a las pelinegras de Liltuna, en la soledad de mi habitación sacaba las hojas rotas del periódico de su escondite y leía al amanecer con la luz del pabilo de sebo que colocaba junto a la cama. Y otra vez salieron las imágenes y los olores y los ruidos de las páginas, y el cielo reluciendo sobre los tejados de la ciudad: nunca supe si me atraían o me espantaban.

Bédan llegó temprano una mañana de primavera en la carreta desde la ciudad, con Krantz. Estaba sentada tras las cestas con la compra, con la cabeza descubierta y un chal de lana sobre los hombros; ya de lejos se veía que no estaba del todo bien de la mollera. Llevaba trenzado el cabello, pero parecía haber dormido mucho tiempo con las trenzas hechas porque se veían torcidas y enmarañadas sobre el chal, cuando la carreta llegó dando bandazos hasta detenerse junto a la escalinata.

Yo estaba arriba en mi habitación y me detuve junto a la ventana, el doctor se había ido de nuevo, tenía agarrada la pala rota detrás de la cortina de encaje. Vi que Fanny salía con el suéter sobre los hombros para recibir a la nueva, presumí que la habían traído por orden del doctor, para que remplazara a Hulda, que ya se había vuelto demasiado lerda para el trabajo, todavía mostrando ese gesto extraño mientras comía sus gachas en la cocina, o más bien porque querían fortalecer el equipo de trabajo ahora que el maestro Valdemar necesitaba tanta atención.

El cielo de mayo era tenue y de un azul pálido, observé que la nueva tenía un rostro nudoso y un poco desigual, el labio superior estaba partido en una muesca hasta la nariz. El cráneo se veía graso y mugriento bajo el pelo color ratón, dividido por una raya descuidada. También era alta y de porte encorvado, pero los movimientos eran cuidadosos y caminaba bien cuando, al bajar de la carreta, subió la escalinata detrás de Fanny para entrar en la casa.

A la hora de la cena se sentó frente a mí y al lado de Hulda, a quien todavía no habían echado de Liltuna; nunca le hacía preguntas a Fanny sobre las muchachas del servicio que iban y venían a lo largo de los años, ni qué planes tenía para ellas. La nueva comía la sopa de patatas a cucharadas con los párpados entornados, sorbía desagradablemente a causa de la muesca del labio y vi que le faltaban dientes, aunque tenía cara de niña debajo de toda la mugre: quizá tuviera un par de años más que yo. «¿No querría decir su nombre a los demás?», dijo Fanny repentinamente con una voz penetrante. Hubo un momento de silencio y la nueva se detuvo con la cuchara en el aire. Extrajo del chal un pedazo de papel arrugado y lo alisó con una mano sobre la superficie de la mesa. Después empujó el papel sobre la madera en dirección a Fanny, que se quedó mirando sus grandes letras angulares. «¿Cesárea?», me animó Fanny después de un rato de vacilación, y me estiré para leer desde donde estaba. Las letras no eran fáciles de descifrar por los numerosos pliegues que hicieron que el papel se ensombreciera a la débil luz del sebo. Beda Sköld, pude leer al fin; entonces la nueva murmuró algo inaudible desde aquella boca partida y alcancé a ver que sus ojos eran marrones y retraídos y que bizqueaban levemente. «¿Ha dicho Bédan?», preguntó Gustava, y ella asintió y se estiró para recoger el papel y volvió a guardárselo en el chal. Luego empezó a zamparse la sopa a grandes cucharadas de nuevo.

Después, ella misma arrastró del establo el colchón de paja en el que Krantz dormía durante el invierno y, por orden de Fanny, lo colocó sobre el suelo en el cuarto de las criadas, donde habían vuelto a instalar el sofá cama de Hulda y Gustava, para la primavera. Y al amanecer la nueva y las otras fueron a ordeñar las vacas con Krantz. En mi insomnio me había detenido junto a la ventana recitando las palabras de Jesús para espantar las sombras del cuarto. Hacía rodar la pala entre las palmas de mis manos. Luego, detrás de la dehesa, la lámina solar atravesó las copas de la arboleda, y llegó el día.

Por las noches, el maestro Valdemar se sentaba de nuevo a beber en la butaca del jardín, o se tumbaba en el interior de la biblioteca y dormía debajo del reloj de pared. Parecía no darse cuenta de la nueva, sentado allí fuera con la botella. Si se adormecía lo suficiente por el mucho beber y el sueño le sobrevenía, todo permanecía en silencio bajo el serbal, ningún frotamiento o forcejeo, ningún ruido sordo. Pero, aun así, Gustava seguía lanzando sus miradas interrogativas a Hulda cuando comían las gachas del desayuno y Hulda continuaba con ese rostro gris y con los sobresaltos cada vez que algún ruido procedente de la biblioteca atravesaba la pared, algún objeto se estrellaba contra el suelo, o los pasos pesados entre los tilos. Fanny, de espaldas, se ocupaba de los peroles y Krantz fuera, con el ganado, o en la pendiente cortando leña, como dubitativo, con largas pausas entre los hachazos.

Las tardes se entibiaron y se ensancharon hacia la noche.

Por las mañanas yo abría las ventanas para dejar que entraran los primeros olores del verano, el estiércol y el néctar, la hierba del campo. Abajo andaba Krantz, con dos cubos esmaltados llenos de agua de lluvia para fregar el pasillo del establo. Durante varios días, el maestro Valdemar no salió de la biblioteca. El cielo era una lámina azul intacta. Caminaba sin calcetines en los zuecos y si había sol también me deshacía de ellos y me sentaba sobre la hierba al final del jardín con el rostro vuelto hacia el cielo; el sol era picante y me quemaba las mejillas y la frente: tiempo remolineante o totalmente quieto, o ningún tiempo. Solo la infinitud del verano que se extendía más allá del paisaje enarcado con sus parches de cultivos y caminos, y que hacía que el bosque sudara su bochorno de coníferas y tierra ácida. Mariposas de col. Culebras deslizándose en la hierba entre los troncos retorcidos de los árboles.

Cuando regresaba de mis excursiones y vagabundeos en el jardín, vi que la nueva estaba sentada en la pendiente limpiando las patatas o sacudiendo la tierra de los nabos que tenía en una palangana a su lado. Era muy eficiente en el trabajo y no ponía muchos problemas, pero no contestaba más que con murmullos. Cuando le salían las palabras de la boca se oía un leve silbido del labio partido. El ordeño se hacía más rápido, ahora con las tres ayudando a Krantz.

El doctor volvió una noche de junio, de repente y sin avisar. Venía con un nuevo cochero a quien Krantz dirigió al cuarto de invitados en su cabaña. El doctor traía el bastón de pasear, el que tenía un pomo de león y que solía llevar en nuestros viajecitos a los campos alrededor de Liltuna. No me dio tiempo a lavarme, pero Fanny me frotó la cara con un trapo en la penumbra del vestíbulo antes de que saliéramos para darle la bienvenida y me había hecho meter los pies mugrientos en los botines, que me ató apresuradamente. Sus movimientos eran bruscos e inquietos, y después se levantó y abrió la puerta y me llevó fuera, a la luz de la tarde. El doctor tenía la chistera apretada y plegada bajo el brazo al subir la escalera.

Parecía estar de buen humor, enseguida pidió que le sirvieran el ponche de la tarde con el café en el porche. Fanny preparó mi baño y detrás de la cortina de la cocina me pasé el cepillo cuidadosamente por el cuerpo. Las ampollas habían frenado un poco su crecimiento, pero se veían deplorables cuando me quité la faja, aplastadas y con furibundas rayas rojas talladas en la piel. Mis brazos y mis piernas se veían largos y peludos. Me vestí y salí al porche con el doctor Eldh. Su cara resplandeció al verme. Dio unas palmadas en el cojín del asiento a su lado para que me sentara.

Fuera, las nubes de la tarde colgaban como llamas de fuego estancadas o como raídas guatas. «¿Por qué no me toca algo hermoso?», dijo con su ancho rostro débilmente iluminado por la cúpula celeste. Asentí, me incorporé y dejé la puerta abierta para que él pudiera oír el piano desde donde estaba. El salón se hallaba en penumbra, Fanny había encendido los candelabros, pero la lámpara del techo seguía apagada. El de los bucles no había hecho aún ningún ruido en la biblioteca, y el doctor no mostró ningún indicio de ir a llamarlo.

Me senté en el taburete, el vestido marinero me quedada estrecho, los feos vellos de mis brazos brillaron debajo de los puños demasiado cortos; cuando sonaron las últimas notas de la pieza lo oí llorar allí fuera, en el porche. Entonces me acerqué y me senté a su lado en la creciente oscuridad de la noche. Puse mi mano sobre su coronilla, tal como él quería. La estufa chisporroteó en el interior del salón y una lluvia de chispas se alzó cuando

Fanny empujó la leña en la penumbra de la sala, brillaron saltamontes de fuego arremolinándose en torno al rastrillo. Sentada a su lado oí de nuevo la historia de mi Creación, y el cielo se ahondó y pude oír los campañoles corriendo bajo la escalera del porche, el doctor parecía distraído y perdió varias veces el hilo de la historia. La vegetación del jardín alrededor del cenador era oscura y susurrante, las golondrinas giraban en el aire y las grosellas silvestres esparcían su fragancia, y ahí fue cuando supe que el doctor ya se estaba yendo.

Cuando pienso en el doctor Eldh y el hombre al que llamaban maestro Valdemar, me viene la imagen de dos nubes que se forman en un cielo vacío al anochecer. Contornos de algodón rojo coralino. Cómo se pliegan y se entremezclan, hundiéndose el uno en el otro, hasta no distinguirse entre sí.

Me sentaba en la carroza con la capota desplegada, recitaba los nombres de las flores, me inclinaba hacia el escritorio de nogal y hacía sumas y restas con el ojo combado del reloj encima, como vigilándome. Era una Bendecida, y luego una Incurable.

Al siguiente día de la llegada del doctor le cortaron el pelo al maestro Valdemar. El doctor se sentó en el cenador con los utensilios de escritura y un manuscrito, en camisa, sin chaleco y con el bastón con pomo de león en la mano y el sombrero de paja en la cabeza. El maestro Valdemar se veía pálido y extenuado, le temblaba un poco la mirada, pero se dejó sacar de la cama y llevar hasta la cuesta de la parte de atrás. Luego se sentó tranquilo y dócil en la butaca del jardín a la sombra del tilo mientras Fanny iba con el barreño pequeño y un recipiente con agua. Los rubios bucles caían en la hierba detrás de él formando un pequeño cúmulo de oro brillante cuando ella le cortaba cabello de la coronilla. Los crespos más oscuros y gruesos de la barba se quedaban pegados a los pantalones de lana, donde se intuían los delgados muslos bajo la tela.

Desde una esquina de la casa, yo lo observaba todo a hurtadillas, con las manos dentro del delantal. Pájaros de verano. «Gracias, queridísima ama Fanny —dijo el maestro cuando ella le entregó el espejo de bolsillo—. Sin duda es usted demasiado buena conmigo.» Después se examinó largamente el rostro mientras daba vueltas y hacía girar el pequeño espejo, haciendo que el reflejo luminoso bailara sobre el follaje del tilo. Después se sentó al lado del doctor y bebió a sorbos el café bajo el sol en el lindero del jardín. Las manzanas de verano colgaban pesadas y blancas como puños en los árboles alrededor, el doctor me dejó sentar en la hierba a su lado mientras charlaban a pleno sol. El rostro del maestro Valdemar se veía demacrado después de todos esos días somnolientos con el licor de endrinas y las noches de andar pesado dentro de la biblioteca en ausencia del doctor, pero se había arreglado el bigote después del corte de pelo, se le veía la línea del arco del labio superior y la barbilla afeitada conservaba todavía su suavidad. Los ojos color hierba brillaban tenuemente. Intenté ver si la sombra seguía allí, en algún lado, acechando desde su rostro, esa caprichosa mancha oscura de furiosa desesperación detrás de la frente lisa que lo hacía oscilar en distintos estados de ánimo y sentarse a reír a relinchos en el jardín al anochecer, o tintinear con el cinturón en el silencio nocturno bajo el serbal. «Mire, ahí vienen las sílfides», dijo sonriendo cuando Hulda y Gustava se acercaron con los bollos de manzana y más café; alcancé a ver cómo Hulda le dirigía una mirada esquiva con esa cara gris antes de volver a la casa, detrás de Gustava. El doctor carraspeó e hizo tintinear la taza de café sobre la bandeja. No retiró su mirada encantada del maestro, no dio señales de llamarme a clase.

El maestro Valdemar alargó su dedo meñique mientras sostenía la taza de café, los dedos eran finos y gráciles, aunque no parecían dedos de pianista, había algo con el meñique, o una lentitud y torpeza en el agarre. Pero quizá no importaba qué clase de dedos tuviera el maestro Valdemar. O si en verdad estaban tan frágiles después del invierno, como le había dicho al doctor. Pues el doctor se iluminaba tanto en compañía del maestro, y escuchaba los chistes y el gran discurso sobre la música, como cobrando vida mientras escuchaba. Pero al mismo tiempo llegaba la sombra, y flotaba sobre el rostro del maestro Valdemar, obedeciendo su propia lógica impredecible.

Brusca luz, gris piedra. Salpicaduras doradas en el contorno de las nubes. Golondrinas lanzándose al aire desde los árboles con sus furiosas alas.

Las noches que siguieron, el doctor y el maestro se movieron entre el salón y los muebles de jardín, que habían sido instalados en la hierba debajo del porche, y la biblioteca. Caminando por la hierba yo podía distinguirlos allí dentro, demarcados por la verde luz de la lámpara. El doctor hojeaba sus manuscritos mientras el maestro se recostaba en el sillón con cara pensativa y un vaso de ponche turbio apretado entre las yemas de los dedos de ambas manos, cuidadosamente, como si se tratara de un exótico colibrí.

La vigilia nocturna me mantenía aletargada durante el día, pero en la oscuridad mi visión se agudizaba. Entonces surgía esa brecha de agua de la noche, con sus fluctuaciones entre inmovilidad y fuego, y el cuarto a mi alrededor se desprendía del resto de la casa, flotando en su propio espacio, y a través de una distancia enorme y extraña oía las voces del doctor y del maestro desde el piso inferior. De la oscuridad de la habitación subían figuras y caras extrañas, peludas, relucientes y tersas como el hocico de un becerro, siempre con los ojos cerrados, casi dormidos, y sus brazos me agarraban; a veces susurrándome cosas inaudibles con voces insistentes, como si quisieran decirme algo importante. Y una vez fue como si uno de esos rostros se adelantara y destacara entre los demás, y abrió los ojos de repente dirigiéndolos hacia mí, y supe de inmediato que era ella mirándome de forma interrogante y confidente, pero de un modo cristalino. Dijo, con la voz de la Escuálida:

«Y el que tenga el cetro apagará el fuego del dragón y será llevado al trono de los cielos».

Esa fue la primera instrucción.

A la nueva le gustaba sentarse debajo del tilo de la parte trasera a contar piñas. Si nadie iba a interrumpirla podía quedarse allí largo tiempo con su sibilante labio partido, pasando las piñas de un lado al otro mientras las contaba en un murmullo. Regada luz, blanca como la leche. Los troncos de los olmos como pechos que se ensanchaban y se comprimían al respirar con el viento de verano. Cuando yo regresaba a la casa por el lindero del jardín podía oír el recitar de la nueva, absorta en su introversión. No era un conteo con cifras reales, sino de otro tipo, que al parecer obtenía solo ella, raros nombres que se le ocurrían con cada nueva piña, que ponía al lado de la anterior sobre la hierba antes de empezar a contar de nuevo.

Las nubes, al desplazarse sobre las copas de los pinos, comprimían la luz. Fragancia de espino y queroseno. Enjambres de mosquitos sobre el ganado al atardecer. En los días más cálidos, me tumbaba en el suelo de mi habitación, cerraba los ojos y dejaba que la luz que pasaba por las rendijas de las cortinas regara mi rostro, rosas y llamas moviéndose en todas direcciones en la estancia.

La nueva sabía vestirse sola, era hábil desplumando pollos y sabía hacerse las trenzas, pero no hablaba con nadie, y cada vez que tenía oportunidad se sentaba a murmurar junto a las piñas. Parecía una niña con manos de adulta, resecas y ajadas, la blusa le quedaba estrecha a la altura del pecho y tenía mugre gris en la línea del cabello, pese a que Fanny la lavaba con el cepillo en la tina dos veces: era como si se hubiera rebozado en polvo y brea y nunca más fuera a quedar limpia. Si la nueva no hubiera sido tan eficiente en el trabajo, no se habría quedado tanto tiempo en Liltuna, pero con ella el ordeño se hacía mejor, los corderos estaban bien alimentados y la leña estaba más ordenada de lo habitual en el cobertizo. Sentadas a la mesa de la cocina, Gustava y Hulda suspiraban y hacían muecas por lo mal que comía, engullendo la sopa con aquella boca partida. Entonces ella me miraba con sus centelleantes ojos marrones, haciéndome saber que no iba a dejar de zamparse la sopa a su modo. Podía ocurrir que la nueva se enfurruñara si no le salían bien las cuentas, ese fluido de momentos y objetos que nombraba en un murmullo para sí misma; si los trozos de leña no se quedaban donde ella quería o si la interrumpían en un mal momento, entonces empezaba a aullar y a patalear con desespero mientras palmoteaba fuerte y frenéticamente, y cada vez llegaba Fanny corriendo y le daba con la caña hasta que se calmaba. Luego retomaba el trabajo y las tareas. Y siempre con ese murmullo en todo cuanto hacía, como si el recuento y el orden la protegieran como una pequeña cápsula alrededor. Yo me sentaba a veces en la escalinata a darle leche a la gata en un plato mientras la nueva se sentaba en la pendiente con las piñas y la escuchaba un rato. La tarde se retorcía entre el ramaje, haciendo que las manchas del sol bailaran sobre el prado. Y me daba la sensación de que esa cápsula protectora, que ella construía a su alrededor en un abrir y cerrar de ojos con el conteo y el recitar, también me protegía a mí, y que allí estaríamos a salvo.

El verano en que el maestro Valdemar estuvo en Liltuna, el doctor vino de visita con más frecuencia. La débil luz entraba por los orificios del mantel de nubes, agujeros estrechos y finos como si estuvieran hechos por los delgados dedos de los ángeles. Cada vez que el doctor venía yo creía que me llamaría para las lecciones, pero él solo me daba las palmaditas de siempre en la cabeza y entornaba los ojos hacia mí con una expresión cortés o indiferente al bajar de la carroza y antes de ir a sentarse con el maestro Valdemar en el salón, o fuera en las noches tibias. Sumergía el cuerpo en el agua caliente de la tina grande, chillonas manchas de cielo brillaban por los rasguños del velo de la ventana. Alboroto de golondrinas. El cabello me había crecido, me caía hasta el final de la espalda, y se veía seco y quebradizo en las puntas, pero Fanny parecía no prestarle atención; ya no me cortaba el pelo como siempre había hecho, iba apresurada de la cocina al salón con las bandejas.

Algunas veces el doctor venía con gente de visita, miembros de la Sociedad Científica y colegas de la facultad, o sea, dos o tres caballeros que asomaban la cabeza por la carroza cuando el cochero saltaba del pescante y les abría la puerta. Los visitantes parpadeaban soñolientos hacia el sol como si hubiesen estado en un hoyo del inframundo o hubiesen salido de la tierra como larvas después de la lluvia. Llegaban con toda naturalidad, pese a que el doctor anteriormente nunca había traído a nadie de la ciudad, a excepción de las muchachas y el afinador y finalmente el maestro Valdemar, y tuve la sensación de que el contorno exterior de Liltuna estaba disolviéndose y de que los límites de la residencia cedían y se mezclaban con todo lo otro que había fuera, los campos y el bosque, las haciendas, que se hacían más numerosas cuanto más se acercaban a la ciudad. Pensé que el doctor seguramente tenía algún tipo de acuerdo con los visitantes, como el que tenía con el afinador, traté de imaginar el momento en que dejara de importarle proteger Liltuna de las miradas del mundo exterior, el momento en que algo se le empezara a disolver, o lo aburriera, como una molesta neblina que se disipa en un claro día, común y corriente. Quizá simplemente ya no sabía qué hacer conmigo. Cuando el licor de endrinas y el ponche de Fanny se terminaron en la despensa, los visitantes sacaron botellas que habían traído consigo, licores de diferentes colores que consumían sentados en el cenador en las tardes de verano, con los densos olores de manzana y jazmín suspendidos en el aire. Inmediatamente después de apearse de la carroza a la llegada, me miraban con gestos de interés y un ápice de algo semejante al horror, y yo me detenía en la escalinata con mi vestido marinero con las mangas demasiado cortas y el corpiño fuertemente atado al torso; me inquietaba que el doctor Eldh no se diera cuenta de lo mal que me quedaban mis vestidos y que no trajera nuevos como era su costumbre. El mal sueño me había ahuecado el rostro, podía verlo en el pedazo de espejo de Krantz, mis brazos y piernas, que tanto habían crecido, revelaban mi incurable estado de hinchazón, y las orejas de perro dentro de la faja eran cada vez más difíciles de esconder.

Pero el doctor parecía no percatarse, me llamaba como si nada y me pedía que tocara las melodías de las partituras con las ventanas abiertas para que la música llegara hasta donde él y los visitantes estaban instalados en las sillas del cenador. En una ocasión, en medio de la interpretación tuve la desagradable sensación de que había olvidado cómo se leían las partituras y de que todo lo que había aprendido en Liltuna había desaparecido de golpe, las sumas y las cifras y las letras, y los nombres de las flores y todo lo que había practicado con el doctor en la biblioteca debajo del reloj de pared, y pestañeé con fuerza hasta que me brotaron lágrimas de las comisuras de los ojos y resbalaron por mis mejillas, y encontré de nuevo el compás y los pequeños puntos de la partitura flotaron frente a mí como siempre. Fuera, en el campo, retumbaba el corte de leña del hacha de Krantz. Los abetos en el lindero del bosque parecían gigantes con los hombros inclinados y las manos cortadas. El maestro Valdemar daba vueltas alrededor de los visitantes como una abeja alrededor de una flor, siempre diligente y presto a llamar a Fanny en cuanto se acababa la bebida. Al llegar ella con la bandeja, él mismo circulaba por el salón rellenando las copas, moviéndose con los hábitos y los ademanes atentos de un anfitrión; entonces se notaba una cierta tensión detrás de los quevedos del doctor, como de disgusto, pero el gesto desaparecía siempre igual de rápido que había surgido. Los visitantes dejaban sus chaquetas de verano en los respaldos de las sillas y echaban la cabeza hacia atrás al exhalar bocanadas de humo de sus puros, riéndose de algún comentario divertido. A veces se los veía profundamente enfrascados en conversaciones de las que yo solo captaba fragmentos; trataban de esas cosas que había más allá de Liltuna, esos paisajes y costumbres y nombres que yo no conocía.

Había ocasiones en que los visitantes escuchaban intensamente y en silencio al maestro mientras él describía su tiempo en la corte y los viajes al continente o cuando, lleno de emoción, reflexionaba sobre la música; ellos sonreían con las obscenidades y saboreaban el licor con un brillo especial en los ojos, nunca pude distinguir si era por incomodidad o por entusiasmo. Se apretujaban en el sofá del salón o se sentaban en las viejas y desgastadas butacas del jardín mientras yo ocupaba mi sitio en el taburete frente al piano para entretenerlos, el humo se espesaba a mis espaldas pese a que las ventanas estaban abiertas de par en par a la suave noche de verano. «El doctor lo ha dispuesto todo maravillosamente bien aquí para la niña, ¿verdad?», dijo uno de ellos una vez, y cuando me volví para hacer la reverencia, agregó: «La señorita debe de estar muy feliz de haber sido salvada de su crudo destino, ¿no es cierto?». Y todos me miraron, y después de un instante de reflexión dije: «El doctor Eldh ha sido muy bueno conmigo por ampararme del bullicio de la ciudad y del frío y de la oscuridad de la noche acogiéndome aquí, en Liltuna». Entonces se callaron, y el silencio se tornó resbaladizo y extraño mientras intercambiaban miradas nerviosas antes de estallar en carcajadas, y tras los quevedos del doctor resurgía esa tensión, como de una inquietud salvaje o un embarazo, y mi cara ardía rara y amorfa, y lo vi tragar saliva antes de unirse al coro de carcajadas.

Fue con esos señores, así como con las visitas del afinador y los paseos del doctor con el maestro Valdemar a lo largo de la cerca, como percibí hilos invisibles y correspondencias indescifrables que se movían en el aire, miradas y gestos que flotaban del uno al otro, como un aleteo codicioso y arrogante, un enjambre de preguntas tácitas y respuestas no expresadas, tangibles y esquivas a la vez. Como si hablaran un lenguaje que yo no entendía, pero al que adapté mis movimientos, una gramática con leyes propias que, si yo por error rompía, me hacía arder el rostro y se destruía a causa del calor: un lenguaje que memoricé a lo largo del tiempo con el ir y el venir de los visitantes, como todo lo demás que había aprendido en Liltuna. Las irregularidades del suelo, los brillos de la bóveda celeste pasando de la noche a la oscuridad, los huecos que los animales dejaban en la tierra bajo los olmos.

El maestro Valdemar sonrió con los labios cerrados, la sonrisa hizo que el pulido bigote señalara hacia los lados encima de la fina línea del labio superior, dándole un aspecto gatuno. Hice una profunda reverencia y les deseé buenas noches, atravesé el salón con su mirada verde hierba picándome en la nuca, pasé por el pasillo y subí la escalera a mi habitación. La duermevela era un cobertor de piel a mi alrededor, y la habitación soltó sus empalmes y flotó en la noche. El tenue cielo de julio pasó sobre el suelo de madera en lentos rectángulos.

Caminaba descalza hasta el jardín entre los árboles frutales, miraba las crías muertas de las urracas que habían caído del nido y se habían estrellado contra el suelo. Las cuencas de los ojos estaban vacías y algunos de los picos rotos, las alas casi indistinguibles y medio derretidas, pronto serían tierra y pasto.

Cuando el doctor y los visitantes regresaron a la ciudad, nos quedamos de nuevo solos con el maestro Valdemar. Todavía no se había percatado de la presencia de la nueva. Cuando fue a buscar a Hulda al cuarto de las criadas y los frotamientos debajo del serbal comenzaron de nuevo, me puse los pantalones de sayal y me tumbé en el suelo de mi habitación murmurando las palabras de Jesús para ahogar el resto de los ruidos. Cogí el mango de la pala, esperando la llegada de la criatura de la noche. Cuando finalmente se desprendió de la oscuridad con su rostro peludo, ya casi no tenía miedo. A veces se sentaba en el rincón debajo de la ventana, o encima del armario; las delgadas piernas se balanceaban como dos pálidas velas en la oscuridad. Me miraba con sus ojos refulgentes a través del salón o asentía con la cabeza en gesto confidente o persuasivo antes de volver a desaparecer, raudo azogue en las tinieblas.

Y la luz sesgada del amanecer se desparramó en la habitación, haciendo brillar el metal de los gastados juguetes. Desde la cocina subieron los ruidos de los movimientos de cada mañana de Fanny, que preparaba sus cosas junto al fogón.

Entonces retomaba para mí misma las instrucciones de la Escuálida, las que me había dicho desde su rincón en la oscuridad:

> Y el dragón de fuego apareció frente a la mujer con su corona de estrellas en la cabeza, que gritaba por los dolores del parto. Y la larga cola de la Bestia arrastró las estrellas del cielo y las arrojó sobre la tierra, y se plantó delante de ella para devorar a su niño. Pero la mujer huyó al desierto, volando con sus alas de águila. Entonces el dragón fue tras ella y arrojó por sus fauces un río para que la corriente la arrastrara. Pero la tierra ayudó a la mujer, y al niño lo esperaba un trono de ónix y jaspe, esmeralda, berilo y amatista. Y el desierto se convirtió en una llanura de oro de la que ella regresaría para estar con su niño, el que con su cetro lanzará el monstruo al lago de fuego. Y esta es la segunda muerte.

Líquidas franjas blancas en el cielo azul.

No sé por qué sentía esa urgencia de sentarme en los escalones de la cocina para escuchar el murmullo de Bédan repitiendo sus cifras inventadas para las piñas de pino y de abeto. Por qué me obstinaba en ir, cuando ella nunca me contestaba si le preguntaba algo, y si de todos modos ella me sería arrebatada.

Aunque, en cierto modo, sí me contestaba. Como cuando, sin mirarme, hacía una pausa en el recuento al oírme raspar con los zuecos en la escalera mientras me acomodaba. El movimiento levemente detenido. O cuando, durante las comidas, me miraba con ese brillo que significaba que no pensaba dejar de marranear al comer solo porque contrariaba a Hulda y a Gustava.

Así que me sentaba cerca de ella en la parte de atrás, y su bisbiseo se elevaba al cielo y construía esa cúpula invisible, un escudo de vidrio a su alrededor. Y me imaginaba que yo también podría estar incluida en esa protección si le hacía compañía un momento y la escuchaba decir esas cifras, dejándola murmurar.

El color nácar de las madrugadas. El rocío de la hierba de verano segundos antes de ser absorbido por el calor del día.

El doctor Eldh me sacó a cuchillo de la oscuridad, después me salvó de las calles y me llevó a Liltuna, siempre traía juguetes en sus visitas: una pequeña caja de música lacada en turquesa con una bailarina vestida con falda de tul, cajitas de diferentes tamaños con las tapas de mármol, un cuaderno forrado en terciopelo verde con candado y llave propios. Me sentaba en el jardín junto al arco en forma de puente cubierto de musgo y escribía mi nombre en la piedra con las tizas de la pizarra, me tumbaba de espaldas sobre el tejado oxidado del cenador. Dejaba el sol de la tarde posarse en mis vestidos y en mis pies desnudos sucios de tierra húmeda. No me gustaba cuando las nubes desaparecían del cielo dejándolo vacío e inmenso encima de mí; entonces me cubría la cara con el sombrero y cerraba los ojos para dejar allí fuera todo ese espacio inabarcable. La cuerda colgaba del nudo que le pedí a Fanny que me hiciera, el extremo de la soga se arrastraba detrás de mí sobre la hierba como una serpiente inerte e impotente. Encontraba piedras y viejos fragmentos de porcelana en el jardín y los guardaba en las cajitas de mármol, buscaba rastros en la tierra de los que estuvieron allí antes que nosotros, desenterraba pequeñas tazas de café rotas que habían quedado de los pícnics del pasado y de las reuniones en el cenador, todo lo convertía en tesoros y hallazgos que ordenaba en la casita de muñecas, entre las mesas, las sillas y las lámparas de los acogedores y empapelados cuartitos. Me sentaba al escritorio de nogal con el doctor Eldh y las sonrisas de sus hijas, que me miraban desde el cristal ovalado de sus retratos; siempre tuve cuidado con las preguntas que le hacía.

Quizá él solamente anhelaba una oficina donde trabajar sin interrupciones, o una niña para tenerla como confidente. Me aprendí los rinconcitos del jardín, aprendí la correcta ortografía y a hacer reverencias cuando me acariciaba la cabeza en la escalinata, cuando venía de visita. Y el doctor siempre volvía, hasta que ya no volvió más.

Después de que me hubiera fugado al bosque con Bédan, el doctor tardó en regresar a Liltuna, más de dos semanas tardó. Supuse que, por castigarme, o por todo lo otro, más indefinible, pérdida de interés, hastío o aburrimiento, ya había pasado bastante tiempo desde que me había traído los vestidos de seda y terciopelo para mis sesiones al piano. Quizá ya no supiera muy bien qué hacer conmigo.

Ese último verano que estuvo de visita en Liltuna, a menudo se quedaba dormido temprano. Se desplomaba en el sofá del salón sumido en un pesado sueño, por el ponche o el licor de endrinas. O se iba dando tumbos camino de su habitación, donde cerraba la puerta y no volvía a salir sino para el desayuno.

Tal vez era cierto que el doctor no oía al tejón allá fuera en las noches de agosto, que aullaba como si estuviera herido o como si hubiese enloquecido. Como un animal atormentado, que habitualmente Krantz habría silenciado con su rifle de caza, pero que ahora, por alguna razón, dejó vivir y, en vez de enfrentarlo, se encerró en la cabaña de labranza. El doctor dormía, cerraba la puerta de su cuarto o se adormilaba en el sofá mientras los frotamientos y las palizas debajo del serbal comenzaban de nuevo en mitad de la noche. Llegó julio. Tampoco aquella noche en que por primera vez el maestro Valdemar buscó a Bédan estaba despierto el doctor. Durmió en su cama y no se despertó: ni con el ruido de los pesados pasos del maestro Valdemar con sus zapatos de gala resonando en la casa, ni con el grito del tejón fuera, entre los árboles.

Ese mismo día, más temprano, el doctor había estado sentado debajo del parasol en la pendiente con el maestro, para tomar el té de la tarde. La sombra cruzaba el rostro del maestro, le temblaban un poco las manos a causa de la resaca cuando con sus delgados dedos se llevaba la taza humeante a los labios. Entonces Bédan pasó cerca de la dehesa, cargando agua sobre los hombros para el ganado, y finalmente el maestro la descubrió. Yo estaba sentada en la hierba con *La flora*, y con el rabillo del ojo vi cómo el maestro Valdemar ralentizaba el movimiento con la taza al verla.

Quizá solo se hubiera cansado de aquellos ratos nocturnos bajo el serbal. De aquel pajareo silenciado, de la grisura que se posaba inexorablemente en el rostro de Hulda. Quizá le gustara más cómo era al principio, ella corriendo para escaparse de él bajo la luz nocturna, lo cual le permitía jugar durante un rato a perseguirla y luego atraparla. Era difícil saber qué era lo que necesitaba el maestro Valdemar cuando la sombra lo invadía. Qué prefería y qué no, aquellas noches en que parloteaba y relinchaba y gemía para sí en el jardín, y luego iba a la biblioteca, donde andaba con los zapatos de gala golpeando contra los muebles. Para después ir a por Hulda, sacarla del sofá cama y llevarla fuera hasta el serbal, empujándola por la casa, cuando la tensión por dentro se le hacía insoportable. Pero luego, como que se le acabaron las ganas. Y se cansó: tal vez de la costumbre, o de la grisura, esa obediencia de Hulda que remplazó su primer brillo de miedo, ese miedo que la hacía luchar pero que luego se aquietó, y ella se volvió extraña, un hueco gris de nada, con la cabeza inclinada sobre las gachas. Y él se aburrió, o simplemente empezó a pensar en otras cosas, sin ningún motivo especial. Y el sol resplandecía tan hermoso allí, en la pendiente, cuando Bédan pasó con la carga. Él detuvo su movimiento con la taza de té y la contempló con el verde fulgor de su mirada mientras ella se esforzaba con el peso del agua. Después se llevó la taza a los labios y bebió un gran sorbo del té.

Luego, esa noche, fue a por Bédan. Y a la mañana siguiente Hulda comió sus gachas con un hambre nueva. Solo una vez miró de medio lado con una mezcla de interrogación y alivio hacia Bédan, que estaba sentada frente a ella sorbiendo ruidosamente con su labio partido, como si nada hubiese pasado.

A la hora del descanso a mediodía, Bédan se sentó de nuevo en la pendiente con las piñas, como siempre. El doctor viajó y regresó en la carroza, pasó julio. Cada vez que las sombras se aglomeraban en el semblante del maestro, haciéndolo intratable e impenetrable, él partía a la ciudad con sus hijas y sus pacientes algunos días, para que el maestro pudiera estar en paz, recuperándose. Algunas veces pensé que lo que el maestro hacía para el doctor era cierto tipo de labor, como cualquier otra de las que había que hacer en Liltuna: el ordeño de madrugada, partir la leña, desplumar los pollos, cocer la mermelada y traer agua del pozo. Quizá el maestro era realmente un gallo reluciente, un ser envidiable que se movía con facilidad entre las criaturas de ojos nocturnos, como en la juventud del doctor. El doctor Eldh se recostaba en el sofá del salón, contemplaba al maestro con ojos resplandecientes, encantados y sumisos. Y el brillo de su mirada se convirtió en un lazo en el aire entre ellos, un nexo invisiblemente tendido entre sus cuerpos. El doctor llegaba y partía, y Hulda se comía las gachas del desayuno aliviada, con la grisura disipándose en el rostro. Y por las noches Bédan era la arrastrada, la que era sacada del cuarto de las criadas y llevada hasta el lindero del bosque; yo la oía palmoteando allí abajo, y murmurando entre el palmoteo. Entonces el maestro la golpeaba dos, tres veces, y ella se quedaba callada, y más allá en la oscuridad ya solo se oía el aullido del tejón.

Pero qué importaba eso para alguien como Bédan, pues durante el día se sentaba en la pendiente con las piñas como siempre y como si nada. Y cumplía con sus deberes, aunque con los moretones en el cuello y un ojo hinchado. Llegó agosto. En el matorral del jardín brillaban los arándanos rojos como gotas de sangre flotando en el verdor. Por la noche yo recitaba las palabras de Jesús, pero aun así oía cómo arrastraban a Bédan, la empujaban por el pasillo y la llevaban hasta el jardín, o cómo la derribaban en mitad del campo. Y cada vez empezaba de nuevo con el palmoteo y el murmullo, que solo acallaban los golpes. Yo podía verlos desde la ventana, aparecían en la neblina gris cuando el maestro la llevaba fuera del alcance del oído, para luego ser devorados por la oscura vegetación del jardín, o desvanecerse en el oscuro mar del sembrado. Si aguzaba la mirada podía vislumbrar la camisa del maestro, un vago campo de luz flotando un ápice por encima del suelo antes de sumarse a la negrura de la noche.

Las vacas se movían en la dehesa, sobre la hierba quemada del verano. Cuerpos pesados flotando en la oscuridad. Ni pizca de viento. Y la noche se convertía en una criatura peluda que se levantaba de las sombras, con sus delgadas piernas de niña y su rostro de bebé aún no nato. Abajo, en el pasillo, Fanny había cerrado la puerta de su habitación, y Krantz se quedaba en su cabaña de labranza excepto esa última noche, cuando el frotamiento se oyó más de lo normal.

Yo permanecía en la oscuridad de mi cuarto con la pala en la mano y los pantalones de sayal puestos. Cuando llegó el amanecer, me los quité y empujé la pala debajo de la cama. Luego bajé y me senté en la escalinata como solía, para esperar a Bédan.

En mi séptimo cumpleaños, el doctor Eldh me regaló una cometa. Era roja, elaborada en un papel fino como seda y casi transparente, pegado a una cruz de palitos. En un extremo colgaba una cuerda suavemente retorcida que yo sujetaba con fuerza en una mano cuando iba en el carruaje con el doctor camino de la cima de la colina, donde soltaríamos la cometa al viento. El doctor estaba contento y excitado, sostenía con cuidado la cometa con los dedos de ambas manos y, cada vez que el carruaje se sacudía, la levantaba un poco sobre las rodillas para proteger el delicado papel. El cielo era azul claro ese caluroso agosto, el aire estaba quieto sobre el campo.

Todo el día corrí al lado del doctor con la cometa sin que llegara el viento. Más allá, en la carretera, estaba el cochero sentado en el pescante, donde había aparcado a la sombra de los árboles, observándonos brincar y correr de un lado a otro en pos de una pizca de viento para que la cometa pudiera volar, yo con la cuerda en la mano y el doctor con la cometa detrás. Cada vez que llegaba una pequeña ráfaga de viento, el doctor soltaba la cometa, que solo se elevaba sobre la tierra brevemente y luego caía. El papel rojo se rasgó con los surcos del campo y el doctor maldijo. Azul infinito en lo alto. Finalmente, el doctor partió la cruz de la cometa, dio media vuelta y atravesó el campo de vuelta a Liltuna sin preocuparse por el cochero y el carruaje aparcado. Yo me quedé parada en la cima con las extensas colinas del verano a mis espaldas y las granjas allá abajo en la distancia, cuadradas casas color rojo óxido con las maderas de los guardacantones pintadas de blanco, las chimeneas humeantes y el ganado pastando en la dehesa como pequeños puntos desapareciendo en el paisaje amarillento. Después de un rato, el cochero fustigó al caballo para subir donde yo estaba y me recogió. Puso la cometa a mi lado en el asiento del carruaje y un pedazo del frágil papel que había quedado del último intento de vuelo. Me miró con curiosidad o lástima antes de cerrar la puerta de un golpe. Cuando el carruaje se puso en marcha, cogí la tira de papel en mi mano y la extendí por la ventana. Y de repente vino el viento y me arrebató la tira de la mano, y el ala roja voló.

Era de noche cuando me llevé a Bédan; todavía tenía dolor, la obligué a atravesar el bosque, hasta el lago. Fue después de ese atardecer en el que el hombre que se hacía llamar maestro Valdemar se levantó de repente de la butaca del jardín, caminó a trompicones hasta la dehesa y luego desapareció durante horas. No regresó hasta que la noche de verano se extendió densa y granulosa en torno a Liltuna, regresó en busca de Bédan o de algo más que no podía entenderse. Antes de desaparecer había estado más loco de lo habitual en la biblioteca, y luego, durante largo rato, había delirado en la butaca antes de levantarse y marcharse directo al crepúsculo. Los bucles le brillaban con el último sol cuando vadeaba la alta hierba de los prados en dirección al bosque. Yo lo observaba desde la ventana, me había puesto los pantalones de sayal, y cuando vi que tardaba en volver por un instante pensé que todo había acabado ya. Que se había metido en algún pantano o se había caído al lago o se había ido de una vez por todas de Liltuna. Pero entonces lo oí llegar de nuevo, chapoteando en la grava del patio, y después retumbar contra las paredes del pasillo camino del cuarto de las criadas. Abrió la puerta violentamente y entró, pero luego no salió con Bédan como solía hacer.

Tal vez fue por ese inesperado silencio del tejón que se me ocurrió bajar y esperarlo en la cocina. Yo era la Fajada, tenía la linterna encendida sobre la mesa y la pala lista en la mano, tuve que esperar mucho tiempo mientras el maestro se demoraba con Bédan dentro del cuarto, sin importarle que Hulda y Gustava estuvieran allí acostadas en el sofá cama, como si ya le diera lo mismo quién viera u oyera. A través de la pared me llegaba el estrépito del cuerpo de Bédan golpeando contra la madera del tabique, resbalando contra el muro bajo el peso del maestro. Sombras de la tenebrosidad veraniega sobre los árboles del jardín. La estrepitosa carcajada de las urracas.

Entonces vi a Krantz. Apareció inesperadamente en el cuadrado de luz de la ventana derramado sobre la escalera de la cocina. Se quedó parado al pie, con la mano aferrada a la barandilla, como listo para correr, como si de repente se hubiese despertado allá, en la cabaña, o como si hubiese estado tumbado en su cama de paja haciendo acopio de valor para finalmente decidir subir a la casa y acabar con aquello. Subió algunos escalones y luego se detuvo de nuevo, sin entrar.

Tenía una expresión titubeante, como si quisiera pero dudara, hasta que al fin dejó de dudar. De repente me miró a través del cristal de la ventana con los ojos afilados y desnudos, como disculpándose por algo. Un momento se detuvo allí, a la luz temblorosa de la linterna, antes de apartar la mirada y dejar caer los hombros. Dio media vuelta en la escalera, se retrajo de la luz y bajó de nuevo a la cabaña. Su espalda desapareciendo bajo los árboles.

La luz de la linterna se agitó y la llama murió.

Cuando finalmente la puerta del cuarto de las criadas se abrió al pasillo y oí que el maestro regresaba a la biblioteca, los árboles nocturnos en el exterior ya estaban negros como la brea. Sonaba como si fuera descalzo, no se oían pasos de zapatos pesados, y no había ni rastro de Bédan. Me quedé sentada un momento en la cocina con el palo en la mano y la luz de la linterna apagada en la mesa. Luego entré en el cuarto. Hulda y Gustava seguían acostadas en el sofá cama, calladas y con los ojos abiertos, podía ver lo blanco alrededor de los iris alumbrando desde sus rostros en la oscuridad. El aire estaba espeso y viciado en el interior. Bédan, en el rincón debajo de la ventana, murmurando, una grieta de luz nocturna del exterior caía sobre su cabello desgreñado y sobre la depresión de las sienes, la parte inferior de su cuerpo desnuda. La levanté y le subí la falda; vi en la penumbra que sangraba por detrás mientras la sacaba del bochorno del cuarto, con olor de cuerpo y horror, hasta el vestíbulo. Le pasé las botas de Fanny para que se las pusiera.

Cuando llegamos a la colina y empezamos a bajar hacia el lago murmuraba sin cesar, con su labio partido. Olor de otoño en la noche del verano tardío. Vetas plateadas entre los olmos. Bajo el cielo se abrieron las ciénagas. Bédan tenía dificultad para caminar, tropezaba con los montículos de piedra y se caía en los matorrales; yo golpeaba la vegetación con el palo para allanar el camino, la noche hizo que me extraviara y al comienzo no encontraba el sendero hacia el lago. Intenté pensar en las pelinegras cuando iban conmigo con sus canastas de pícnic aquel verano que me llevaban sentada en la carretilla, seguimos por la tierra escabrosa y giramos hacia abajo por la pendiente del espeso bosque en dirección al agua durante un rato que pareció una eternidad. A veces era como si vislumbrara la criatura frente a nosotras, con sus delgadas piernas de niña y ese rostro confidente, un tono más claro en lo boscoso, como si nos mostrara el camino, animándonos; una vez me dio la impresión de que nos hacía señas con la mano. Entre la maleza un poco más abajo se oían los susurros y crujidos de los animalitos del bosque, entre los árboles lejanos se movían manadas de corzos, y el fétido olor de lo salvaje y de cadáveres de aves me invadió.

Bédan se cayó en un pantano y se quedó tumbada. La arrastré para que se incorporase, pero no me permitió más que eso, se quedó allí, con el pesado cuerpo abúlico mientras el murmullo recomenzaba y se tornaba escandaloso. Empecé a arrastrarla de los brazos y la apreté con todas mis fuerzas contra la espalda para hacer que se moviera, grité su nombre y le proferí maldiciones y cosas feas, le tiré de las trenzas, que se deshicieron y se embadurnaron de tierra. Dentro del bosque todo estaba tranquilo, ninguna descarnada criatura que saludara o mostrara el camino, solo la huera algarabía de los pájaros y las interminables cuestas llenas de árboles; cuando busqué el palo con la mano descubrí que había desaparecido. Entonces me hundí junto a Bédan, y me quedé sentada a su lado mientras el bosque se cerraba en su silencio. Bédan murmuraba como para sí, y pensé que entonces la noche nos llevaría para nunca más devolvernos. Pero de pronto sentí el duro mango del palo raspándome el muslo, y tanteé un momento con los dedos a lo largo del pantalón empapado de pantano hasta que logré encontrarlo y lo agarré. Luego me incorporé y golpeé con el palo a Bédan una sola vez y con todas mis fuerzas sobre el hombro. Entonces ella enmudeció de nuevo, como siempre hacía cuando la golpeaban. Dócilmente, dejó que la agarrara y la alzara por las axilas. Neblina de la mañana entre los árboles cada vez más escasos hasta que finalmente pudimos ver el agua. Blancos velos sobre la superficie. El zorro en la otra orilla, antes de escapar y desaparecer entre los pinos. En el valle se extendía el ojo quieto del lago, incrustado de espadañas y juncos, como si nos mirara. Era como en el sueño, pero sin fuego.

Bédan se había hundido en el musgo donde estábamos sobre la orilla del lago con las botas prestadas que yo le había atado en la oscuridad del vestíbulo. Ahora sí estaba callada, agarrada a un joven abedul a la luz del amanecer, luchando contra el dolor. «Solo un poco más», le rogué tendiéndole la mano. Su falda tenía manchas de color rojo óxido en la parte de atrás. El cielo estaba tenso sobre el agua. Grito de colimbo. Luego la luminosidad solar atravesando la maraña de las copas de los pinos. El bosque espeso que se apoderaba de la costa en la otra orilla, como marcando un límite. Me imaginé el paisaje que se abría más allá, convirtiéndose en valles y colinas con montículos cubiertos de musgo y cabañas y granjas y senderos y vías férreas y más bosques y ríos e iglesias, y las calles en las ciudades con sus puertos abriéndose a los mares. Estuvimos un rato sentadas en la roca junto a la orilla del todo, mientras el sol se elevaba y la luz cortante resplandecía a nuestro alrededor sobre el rocío del musgo. Bédan se había desplomado y estaba recostada en el abedul, tenía los ojos cerrados, quizá dormía. Le quité las empantanadas botas, la falda estaba empapada de lodo.

Ningún pájaro sobre el agua. Habíamos llegado. Y, a pesar de ello, no habíamos llegado a ninguna parte.

Luego oímos a Krantz con la carretilla en lo alto de la colina. Empleó mucho tiempo tratando de forzarme a soltar los dedos con los que yo seguía agarrada a Bédan, me golpeó el dorso de las manos hasta que consiguió que la liberara. Cielo azul profundo sobre los árboles. Olor de cieno subiendo del agua inmóvil. Krantz aferró a Bédan de la cintura y la cargó hasta la carretilla, su camisa de labrador se oscureció por el sudor mientras la condujo todo el camino de vuelta por el bosque. La humedad chorreaba del vestido de Bédan, su cuerpo sobresalía y colgaba al borde de la carretilla, y la tierra del sendero jadeaba bajo mis pies mientras seguía a Krantz. Al llegar a Liltuna vi a Hulda y a Gustava en el banco junto al porche, pelando patatas. Nos miraron.

Luego Krantz me cargó escaleras arriba hasta mi habitación mientras Fanny iba detrás con la sábana apretada contra su pecho y una evasiva mirada resbalando hacia los lados; yo la observaba por encima de los hombros de Krantz, tratando de comprender.

Dejé que me desenrollaran la faja, solté el palo y me lo quitaron; Fanny y Hulda me lavaron todo el cuerpo con dos trapos húmedos. Me pusieron el camisón y los pololos, me dieron de comer gachas de avena. Era mi duodécimo cumpleaños.

Los tordos metiendo bulla en el serbal, la luz del día envolviendo los tilos. Gustava ahí, junto al armario de la bacinilla, detrás de mí en la habitación, repitiendo mi nombre. «Cesárea», dijo en un tono suplicante, como si quisiera consolarme o explicarme algo que de todos modos no se podía explicar, pero yo no contesté, estaba esperando a la Escuálida, que regresara, no me volví.

Nevada.

Trabo la ventana de nuevo para impedir la entrada del frío, enciendo fuego con la última leña, ya no salgo. A través del terciopelo de la ventana oigo los animales dando vueltas o acercándose sigilosamente a la casa, linces o zorros, o perros escapados de las granjas situadas más allá de la colina. A veces estallan salvajes riñas entre ellos, se encienden y se acallan, chillidos agudos y cuerpos que se embisten entre sí, después es solo el viento azotando las paredes exteriores. Duermo a intervalos cortos en medio de la vigilia, me alimento con lentitud de carne seca, en pequeñas tiras. Espero.

Rayos de luna.

Después de que nos recogieran y nos trajeran de vuelta del lago, permanecí en la cama de mi cuarto, debajo de la vieja manta de lana, durante dieciséis días esperando al doctor, que tardó mucho en llegar. Al sentir el primer carruaje rechinando en el patio, salí de la cama y enseguida vi que el doctor no había venido, solo el cochero y un jornalero que seguramente él había enviado de la ciudad. Observé a Krantz allí abajo en la colina con las manos metidas en los bolsillos mientras colocaban las pertenencias de Bédan detrás del pescante del cochero. Ella tenía el mismo aspecto que cuando llegó: la falda lavada y la cara limpia. El carruaje se balanceó al tomar la curva, sus trenzas colgando a la espalda bajo el borde del chal, el labio partido en el rostro levemente asimétrico. Vi que su boca se movía como si estuviera contando. La seguí con la mirada por el camino a lo largo del jardín y al subir por la pendiente.

Cuando el carruaje alcanzó la cumbre de repente ella se volvió, desde su lugar en el pescante junto al cochero, y nos miró por última vez a mí y a Liltuna. Recordé cómo solía quedarse quieta de aquel modo con las piñas cuando yo raspaba la escalinata con los zuecos al sentarme cerca en la parte de atrás, pensé en su mirada de color marrón cuando se derramaba por encima las gachas al comer. Ahora, el rostro, un óvalo blanco dentro del mugriento chal, un borroso punto blanco encima del campo, impreciso y distante como al otro lado de un lago. Después, el carruaje cruzó la cima y desapareció.

El segundo carruaje llegó al amanecer, unos días más tarde, tampoco en él venía el doctor. Esta vez permanecí en la cama bajo la luz granulosa, sin levantarme. Oí que el cochero arrastraba las cosas del maestro Valdemar. Partió tan rápido como había llegado, como un sueño que centellea un momento en los ojos y enseguida desaparece, supongo que ya se había recuperado, tal vez era tiempo de partir. Y ahora de nuevo estaría en la ciudad, en la villa de los Eldh, cerca del fuego, hablando mientras bebía el ponche caliente, y les contaría a las hijas con detalles vivos y pintorescos todo lo hermoso y maravilloso del continente, al calor de las brasas. Los largos dedos cogerían la taza de ese modo leve, como una pluma, y no se quemaría con el líquido caliente; el rostro estaría liso y libre de sombras después de su prolongada recuperación en la residencia de verano del doctor. Sí, quizá no habría nada más que eso. Dos nubes resplandeciendo contra la luz del cielo un instante y deslizándose juntas antes de desaparecer, con la misma inherente levedad de todos los tiempos con que crecen las semillas en la tierra hasta convertirse en árboles.

Oí la puerta del carruaje cerrarse con un golpe y luego el sonido de las ruedas y los cascos desvaneciéndose. Aún amanecía. Fuera, en la dehesa, las vacas mugían, me las imaginé levantándose de la noche sobre la hierba.

Nevada.

Cuando el doctor finalmente llegó después de dieciséis días, subió la escalera con pasos lentos hasta mi habitación. Se sentó en la butaca junto a la cama. Traía consigo un tardío regalo de cumpleaños en una pequeña caja con una cinta dorada que dejó junto a mis pies sobre la manta de lana. Al principio guardó silencio. En mis fosas nasales permanecía aún el olor del lago. El ratán crujía debajo de los grandes codos del doctor. Carraspeó, tardó un poco con las palabras, las revolvió en la boca como si fueran de azúcar antes de empezar a hablarme de nuevo sobre mi Creación. Sobre la escuálida, allí, bajo la lluvia, frente al edificio de la maternidad pidiendo ayuda; luego, sobre la excepcional operación, una de las primeras de tal importancia, como acostumbraba a decir. La incisión en el vientre, la hemorragia, los ojos amarillos de la muchacha que recorrían con desorientada mirada las paredes, y de cómo luego él me trajo al mundo. Todavía me imagino su rostro joven frente al espejo allí en la ciudad ese día, antes de que me rescatara de la oscuridad. Los ojos azules bajo las fuertes cejas, la barba en las mejillas un poco más poblada a lo largo de la mandíbula. El cielo de septiembre llegando a octubre.

Procedió como siempre cuando me refería ese relato, hablando de tal modo que las palabras sonaran nuevas, como polluelos recién nacidos, pero noté que algo sonaba hueco detrás: otro tono, algo fuera de lo habitual, una estela de hastío o falsedad, como un cansancio. Su amplio rostro se iluminó un poco con la luz del exterior, que sobresalía por encima de mis pies y el pequeño regalo de cumpleaños con la cinta amarilla, mientras el doctor hacía rebotar pensativamente unas contra otras las yemas de los dedos. Traté de recordar el momento en que se cansó de Liltuna, si justo antes del gran viaje, cuando dejó de traerme los juguetes que yo había anotado en la lista de deseos y se había vuelto olvidadizo sobre los esquís para el invierno, o si fue por la enfermedad de mis miembros, o si de hecho había ocurrido mucho tiempo antes, ya cuando yo era una niña pequeña de vestiditos con delantal y todavía me sentaba en la biblioteca debajo del reloj de pared para las lecciones y me acercaba corriendo a él en la escalinata de la entrada con las sandalias de verano, y él me levantaba por encima de su cabeza y me hacía girar una y otra vez en el aire.

La luz gris envolvió los juguetes y el pupitre abandonado. El doctor se incorporó de la butaca, me apretó levemente los dedos de los pies a través de la vieja manta sin mirarme a los ojos, como despidiéndose a medias o de un modo distraído, antes de bajar de nuevo hasta el carruaje y partir. Esa fue la última vez que vino a Liltuna.

Transcurrido un poco de noviembre vi desde mi ventana a Hulda y a Gustava salir al crudo frío y atravesar el campo de madrugada. Habían empacado los bultos con los que habían venido y se los habían colgado en las espaldas, caminaban inclinadas como con prisa entre los surcos del sembrado, no volvieron la cabeza. Había una estrecha franja de luz sobre las copas de los abetos cuando cruzaron la cima y desaparecieron. Estrellas en la vastedad celeste.

Después de que Hulda y Gustava se marcharan, no trajeron ninguna muchacha nueva de la ciudad; los últimos años nos quedamos solo Krantz, Fanny y yo. Las vacas se vendieron, dejaron dos de las rojas para el ordeño, así como algunos corderos y gallinas. Me hice más alta, me creció el cabello, usé los vestidos que Fanny ya no se ponía, las ampollas se me hicieron más pesadas dentro de la blusa y las dejé colgar, empecé a recoger leña del cobertizo y remplacé a Fanny en el cuidado de las gallinas cuando ella estaba muy cansada de sus tareas. Las pollas cacareaban en sus jaulas cuando yo entraba al gallinero, y si alguna se escapaba del degüello en la colina, la dejaba correr. Alas amarillo sucio que aleteaban más y más lejos en el campo. Nunca volví a preguntarle a Fanny si había llegado algún mensaje de la ciudad, ni por el doctor Eldh, nunca le hice preguntas que pudieran molestarla; dejé que se ocupara de mi cuidado sin fastidiar hasta que ya no pudiera más, entonces me cuidé yo misma. Se sentaba en el porche con la chaqueta de punto sobre los hombros, parecía un cuervo famélico acurrucada allí en el banco, viendo pasar las nubes del crepúsculo mientras masticaba tabaco. Por aquel entonces Krantz viajaba todavía a la ciudad a comprarle la negra y fragante masa con el dinero que ella había ahorrado en la cajita de la repisa de la chimenea. Yo no sabía si provenía del viejo subsidio del doctor recogido de la villa de los Eldh, pero las compras eran cada vez más escasas y las bolsas llegaban a la mitad cuando Krantz regresaba en el carruaje. La yegua murió, el ruano se quedó. Todavía veo a Krantz dentro del establo bajo la luz del exterior, cepillándola con movimientos amplios y acariciantes. Yo iba al jardín a recoger frutas y las echaba en el saco de corteza de abedul que me ajustaba a la espalda, hacía la mermelada de pera cuando Fanny ya no podía y la dejaba sentada en el salón para que se comiera el dulce junto al fuego. Cuando aparecía el sangrado mensual, simplemente lo dejaba correr a lo largo de mis muslos hasta los zuecos; todavía me trenzaba el cabello, pero luego dejé de hacerlo. Cogía el rifle y me iba al bosque con Krantz, que me enseñó a disparar a pequeñas aves, nunca fuimos tan lejos como hasta el lago. Me convertí en una experta tiradora; luego iba sola al bosque y, cuando regresaba de la caza con un racimo de palomas colgando del cinturón, Krantz me estaba esperando en el lindero de la dehesa, llevaba puesto el viejo gorro de piel del doctor Eldh para protegerse de la lluvia y me observaba. Alzaba la mano para saludarme. El arcoíris brillaba nacarado en el cielo sobre el tejado de la casa principal cuando la grisura del cielo se dispersaba.

A veces, al regresar de mis excursiones, tenía la imagen de Liltuna como una olvidada habitación infantil, el cenador parecía una casita de muñecas de la que alguien se hubiera cansado y hubiese abandonado: las columnas barnizadas de blanco y el tejado de cobre oxidado sobresaliendo del verdor; cuando uno se aproximaba podía ver cuán agrietada y descascarada estaba la madera y cómo la podredumbre había empezado a comérsela. Finalmente, uno de los lados del cenador se desplomó, y poco tiempo después comenzó a haber goteras en el techo de mi habitación y me mudé definitivamente al piso de abajo, junto a Fanny en la cocina. Ella se sentaba en el sillón de ratán que yo había arrastrado desde mi cuarto e instalado cerca de la estufa de la cocina, cuyas brasas movía con el rastrillo. Sus manos estaban resecas y delgadas, y el tabaco le hacía un bulto en la mejilla del ahuecado y envejecido rostro.

Truenos sobre las laderas en primavera.

Dorada luz entre los chopos cuando amainaba la lluvia.

El último invierno, Fanny estaba acostada en su lecho y jadeaba ruidosamente por las noches, se le veía la espalda huesuda a través del camisón, y cuando le apreté la mano la tenía helada y flácida. En enero, Krantz finalmente la acomodó en el trineo envuelta en varias capas de mantas y pieles para ir a la ciudad en busca de ayuda para su tos; se le veía el rostro pequeño como el de un niño asomando entre las pieles y con sus ojos afiebrados me miraba de forma interrogativa o triste. Yo me había puesto su viejo abrigo de invierno, desde los escalones de la cocina alumbré a Krantz con la linterna para que viera en la oscuridad del amanecer, la nieve era una capa gruesa alrededor de la casa salvo en esa parte, que habíamos rascado entre los dos para que pudieran salir con el trineo. El paisaje brillaba de un modo extraño cuando Krantz se sentó en el pescante y espoleó al ruano y el trineo partió colina arriba. Ninguna nevada. Frío feroz.

Durante tres semanas esperé a Fanny y a Krantz, después dejé de esperar.

Con la pala, rasqué la nieve del sendero al establo para ir a ordeñar las vacas que quedaban, mis manos estaban tan frías que la primera retrocedió cuando le agarré las ubres. Dejé correr la leche caliente por los dedos furiosamente enrojecidos de una de mis manos y luego por los de la otra. Oí al lince en la colina y luego merodeando la casa con sigilo.

Empecé a dormir en la biblioteca junto a la chimenea, dejé que entraran los gatos en la casa, degollé una de las últimas gallinas y con el abrigo puesto sentada debajo del reloj comí lentamente la carne: esperaba a la Escuálida, a que regresara de su Noche. Seguía llevando la cuerda anudada alrededor de la cintura justo debajo de las ampollas, que ahora caían flácidas, la dejaba correr tras de mí cuando subía a los campos como si fuera la cola de un animal o una serpiente; con el tiempo se volvió pegajosa de tierra húmeda y luego tiesa, gris de arena.

Hacia marzo se acabó el forraje de invierno para el ganado.

Por las noches, las vacas me llamaban y los últimos corderos balaban estruendosamente en el establo. Hasta que al fin fui, les abrí la puerta y los dejé trotar por el gélido campo en dirección a la carretera.

Pasaron un par de horas antes de que llegara gente a la colina; desde la ventana reconocí enseguida al granjero que había venido para la monta con uno de los toros sementales hacía tiempo ya, yo había apagado el fuego a mis espaldas para que la chimenea no humeara. El granjero y sus jornaleros entraron con cuidado, dubitativos, en el patio, llamaron a la puerta principal y a la de la cocina. Se sacudieron la nieve de las botas antes de entrar en el granero, en la carroza y en el gallinero y luego en el establo, de donde se llevaron dos corderos que habían regresado a pesar de que yo los había soltado. Los ataron con el lazo que llevaban en los cinturones. Luego fueron a buscar las pollas que quedaban en las jaulas del gallinero y las metieron en los sacos de maíz que traían y los ataron. Las pollas cacarearon y se agitaron en el interior de los sacos. El granjero dirigió una mirada escrutadora por las ventanas de la casa principal antes de agarrar el cordero y los sacos con las gallinas, y luego él y sus hombres se fueron. Sus gruesos abrigos marrones fueron haciéndose más y más pequeños a medida que se alejaban por la colina hasta la cima de donde habían venido, vi los pequeños rostros rojos de frío brillando debajo de los gorros cuando se dieron la vuelta una última vez y rodearon la cumbre.

Los pliegues oscuros del bosque rasgaron el cielo cuando la oscuridad de la noche envolvió de nuevo la casa.

Me dormí con el rifle de caza a mi lado y la cuerda enrollada en la cintura, dejé caer rocas en el pozo para romper el hielo, encendí la chimenea con la leña restante sin preocuparme por el humo que subía hacia el cielo blanco amarillento por encima de la casa. Nadie volvió a Liltuna hasta que terminó la primavera.

Me sentaba en la otomana de la biblioteca envuelta en la manta de lana que había bajado de la habitación, donde todo seguía en su sitio, los juguetes en sus cajones y el armario de la bacinilla cerrado, a excepción del sillón de ratán que le había bajado a Fanny para su último tiempo en Liltuna. Nunca más volví a subir, pero a veces oía las goteras del tejado y me imaginaba que la podredumbre pronto devoraría las maderas del suelo y seguiría hacia abajo por toda la casa.

Fui a recoger paja del granero y me la metí dentro de

la ropa, evité mirarme el extraño rostro al pasar junto al pedazo de espejo de Krantz, que seguía colgado del clavo. Corté el sillón de ratán por la mitad y lo utilicé como combustible, lancé al fuego los manuscritos del doctor uno a uno, los papeles se enroscaban en las brasas y ya no podía distinguir si era la letra del doctor o la mía la que llenaba las hojas desgastadas. El olor de tinta quemada se mezcló con el fétido olor de orines del cubo que había puesto en el rincón y el hedor de excrementos y gato que empezaba a impregnar las paredes. Los gatos se habían instalado en el piso de arriba, los oía rebotar sobre el suelo por las noches: quizá me evitaban, o tal vez habían entendido que no tenía comida para darles. Una mañana oí a una gata dar a luz arriba, justo encima de mi cabeza, pero cuando subí horas más tarde vi que alguna de las otras había matado a mordiscos a los gatitos, que ahora estaban tirados junto a la puerta abierta de la habitación.

No volví a tocar el piano, me enrollé el pelo como un látigo y lo metí dentro del viejo gorro del doctor que Krantz había dejado; el cabello estaba largo, olía a sebo, a mugre y a una prematura vejez. Ocasos dorados. El calor ascendió poco a poco de la tierra haciendo que el jardín oliera a rancio y a cuerpo de recién nacido. Comía directamente de los sacos de avena, ahuecaba las manos para coger agua del pozo, que estaba helada, y al beberla se me saltaban las lágrimas. Ya era mayo cuando llegó el carruaje de la ciudad.

Estaba en la biblioteca cuando lo oí traquetear fuera, en la entrada de la casa; no había vuelto a hacer fuego porque la leña se había terminado y el verano estaba próximo. Me detuve detrás del terciopelo de la ventana. El cochero llevaba chistera y se veía magníficamente vestido sentado encima del pescante, conteniendo los dos caballos plateados. Cuando bajó a abrir la portezuela vi que llevaba guantes, corbata y unos zapatos sin apenas polvo. Dos damas con trajes veraniegos salieron al sol del mediodía, soltaron las faldas de sus vestidos, desplegaron las sombrillas y se arreglaron sus peinados de tirabuzón debajo de las pamelas. Entornaron los ojos al sol con sus rostros de blanca porcelana y deslizaron sus miradas azul claro con curiosidad sobre la casa. De inmediato las reconocí de los retratos ovales, pese a que ya no eran niñas con pequeños sombreros de verano, sino mujeres adultas. Bajaron por el jardín sin entrar en la casa, las voces sonaban parlanchinas y ruidosas y, mientras paseaban, noté que una de ellas era más gorda. Inspeccionaron el cenador medio derrumbado, la descascarada cerca de la dehesa y el jardín inglés, que se había enmarañado por completo. Señalaron fascinadas un pequeño corzo que corría detrás de una corza por los surcos del sembrado cubiertos de hierba. Los había espantado el estrépito causado por el cochero cuando puso el pie en la escalera del porche y esta se desplomó bajo su peso. La madera estaba toda podrida y el cochero tuvo que sentarse en la pendiente para frotarse el pie dolorido.

Estuvieron dando vueltas durante todo el día, mirando e inspeccionado Liltuna. Habían traído comida y refrescos y se sentaron a almorzar en los viejos muebles del jardín, sacaron papel y utensilios de escritura y daban la impresión de hacer cuentas. Sentí que la boca se me hacía agua y el hambre me desgarraba el estómago. Finalmente entraron en la casa por la puerta del porche, pese a que el cochero varias veces les había desaconsejado hacerlo. A través de la ventana de la biblioteca vi cómo levantaban los bajos del vestido y se despojaban de las pamelas. Oí cómo andaban cuidadosamente con sus bonitos zapatos veraniegos sobre el combado suelo del salón. Ya había empezado a anochecer, yo esperaba en el interior sombrío de la biblioteca sintiendo que era la hora. Entonces una de ellas profirió un grito y entendí que era por el hedor y por los gatos, después se precipitaron a salir por el porche de nuevo con los pañuelos presionando sus narices. Con las manos enguantadas, se agarraron a los brazos del cochero, que las ayudó a pasar por encima del hueco de la escalera desplomada.

Me quedé inmóvil, de pie junto a la ventana, viéndolas subir al carruaje, al cochero cerrar de un golpe la puerta y arriar los caballos para dar media vuelta y partir a lo largo del jardín hasta lo alto de la colina. Las hijas del doctor nunca más volvieron a Liltuna.

Afilada luz rojiza en el despejado cielo nocturno.

Me zampé los restos de la comida de la cesta que dejaron olvidada en la mesa del jardín, dormí con el rifle mientras los gatos rebotaban y se perseguían entre sí en el piso superior. Los días de verano eran cálidos y estáticos. De espaldas a la luz del sol al otro lado de las ventanas de la biblioteca, moví las manecillas del reloj en la dirección correcta, en el interior chasqueaba la maquinaria y pequeños copos dorados de la caja llovieron sobre mis manos.

De vez en cuando, algunos muchachos de las granjas entraban a hurtadillas en el patio. De pie detrás de la cortina de la ventana de la biblioteca, los veía jugar y esconderse en las casetas y subir y colgarse de los árboles del jardín bajo los azules cielos de julio y agosto. A veces robaban los viejos fardos de paja de Krantz del granero, los cargaban en la vieja carretilla oxidada y se alejaban por el campo gritando triunfantes. Los ojos les brillaban; pelo color de ratón debajo de las gorras de verano.

Cuando la pólvora del rifle se terminó, tallé un arco, arranqué una cuerda del piano y la tendí entre los extremos del palito arqueado, me puse a practicar tiro con la vieja pizarra de mis estudios que había clavado a uno de los tilos. Me volví diestra con el arco, cacé gorriones, ratones y conejos, despellejaba y desplumaba a mis presas y las asaba en el fogón de leña que encendía con las cerillas de Fanny. Cielos de color cáscara de huevo. Enjambres de moscas negras. Cuando las noches enfriaron, rasgué el terciopelo de una de las ventanas y me envolví en él. Cuando se acabaron las cerillas, hice fuego con la lupa del doctor Eldh sostenida debajo del sol hasta que las astillas de madera empezaron a arder. Con las lluvias del otoño pasé varios días sin comer.

En septiembre oí de nuevo el traqueteo de un carruaje arriba en la carretera y me atrincheré en la leñera delante de la mirilla, que los niños de las granjas solían escarbar con los dedos y rellenar de paja en sus visitas. Esperé. Luego vi a Krantz, que entró en el patio caminando, no había ningún carruaje a la vista, vestía una chaqueta azul oscuro con coderas que nunca le había visto. Entró en la casa principal y subió la escalera. Pude observar cómo se quedaba mirando hacia fuera desde la ventana de mi habitación. Lo oí espantando a los gatos. Luego salió de nuevo y cruzó el descampado. Gritaba mi nombre. Yo estaba apoyada contra la mirilla, con el aliento ardiendo en mis mejillas. Al final entró en el granero, luego en el establo y sus abandonados compartimentos y el corral abierto. Salió otra vez y se quedó quieto en la pendiente, a algunos metros de donde yo estaba. Me dio la espalda y escupió un pedazo de tabaco contra la tierra; el recuadro de su espalda se veía tenso debajo de la ropa, atento a algo. Repitió mi nombre, ahora más bajito. Apoyé la mano en la puerta cerrada, la madera estaba fría y húmeda, podría muy bien haberla empujado y haberme hecho notar. Entonces alguien le gritó desde el otro lado de la casa, un amigo o un cochero con el que había venido. Permanecí con la mano pegada a la madera de la puerta, no la empujé. Krantz se quedó quieto unos instantes y luego caminó despacio por la hierba crecida en dirección a la voz de su amigo. Canto de un cuco al atardecer. Esperé en la leñera hasta que el carruaje dejó de oírse en la carretera. Después salí, entré en la casa y me acosté en el nido que me había hecho en la biblioteca. Al amanecer observé elevarse la ardiente rodaja solar sobre la ventana de la habitación hasta que el cuarto se bañó de rojo. Cuando las mañanas eran frías, tanteaba con mi mano bajo las faldas y ponía el dedo en la pequeña bola caliente encima de la hendidura y cerraba los ojos mientras la frotaba.

Abrí con ganzúa los cajones del escritorio de nogal y junté todas las cosas que había dejado el doctor Eldh, las pipas y el tabaco, que estaba tan seco que se desmoronaba en pequeñas partículas negras entre mis dedos, unos quevedos agrietados, los utensilios de escritura y la tinta seca, y un par de viejos guantes de verano. En la última caja estaba el estuche de cartón con la pelvis, todavía con la etiqueta y el número 38 en uno de los costados. Dispuse los objetos de tal modo que pudiera abarcarlos con la vista, y con la pequeña pelvis hice un collar, solté hilos de lana de la chaqueta de punto de Fanny y me la colgué en el cuello, me dejé picar por las hormigas hasta que ya no picaban. Salía y cazaba con el arco en el bosque detrás del campo que marcaba los límites de Liltuna. Nunca fui al lago a pescar. Comía de la escasa carne de conejo que asaba en la parte de atrás, debajo del tilo, en el fuego al aire libre. El pellejo estaba tiznado, y cuando después de comer me tocaba con el dorso de la mano el rostro, se ennegrecía.

Terminó el otoño, llegó el invierno, pasaron varias primaveras.

A veces, en verano, me levantaba en el sofocante aire nocturno y caminaba descalza bajo los árboles del jardín con la cuerda alrededor del cuerpo bajo la ropa, cruzaba el sembrado y rodeaba la cima de la colina acercándome a las granjas en cuyas ventanas se veían algunas velas todavía encendidas, las aves nocturnas trazando círculos en el aire. Pensaba en los niños que habría en el interior de las cabañas bebiendo leche caliente o discutiendo con sus hermanos, y en cómo se dejarían espulgar los piojos y peinar y hacer trenzas, allí dentro de los hogares, con sus estufas y chimeneas, mientras los perros tumbados a la entrada de las casas se quedaban mirando fijamente la oscuridad, con las cabezas apoyadas en las patitas. Zigzagueaba entre las cabañas y andaba sigilosamente a lo largo de las paredes de los establos para ver si encontraba algo comestible o de valor, permanecía lejos del alcance de los animales guardianes, y me fui haciendo más y más diestra en moverme sin hacer ruido. Siempre regresaba a Liltuna antes del amanecer.